医工薬連環科学が果たす役割と可能性
高槻家の成長に寄り添う医療

編 著

関西大学・大阪医科大学・大阪薬科大学
医工薬連環科学教育研究機構

ライフサイエンス出版

まえがき

　人間（家族）のライフサイクルのなかで，誰しもが医療の恩恵を受けています。誕生から死に至るまで，現代では医療を抜きにして一人で人生を全うすることはできません。医療を提供する側では，医学（看護学）・薬学・工学といった専門分野がそれぞれ確立していますが，医療を受ける側にとってそのような垣根が意識されることはありません。

　本来，自然科学は人間が健康で豊かに暮らすという1つの目的のために生まれたはずですが，それぞれの分野が専門分化して高度に発達したために，互いの技術はもとより，それぞれの分野のものの考え方やとらえ方を理解することが難しくなってきています。それは日々の相互協力を困難にし，さらに，医療を受ける利用者を中心としながらも，互いの意見や主張が理解できずにそれぞれの職域からの意見のみを利用者に提供し，最終的な判断を利用者に委ねるといった事態を引き起こしています。医療に直接関わる医師，看護師，薬剤師，また，医療を支える製薬技術者，工学技術者が，他分野のものの考え方やとらえ方を知り，最先端のトピックスに目を向けることによって，利用者を等しくサポートする職種として互いの役割や存在意義を理解し，真のチーム医療を目指すことが可能となるのです。

　本書では，「高槻家」の日常に起こるできごとを通して，医療にどのような技術が関わり，それぞれの技術がどのように関連しているのかをみていきます。それぞれの分野の専門知識を高めるだけでなく，他分野の特性を理解することによって，互いの意見や主張を理解することが可能となり，最善の医療と健康で豊かな生活を創出することができるのではないでしょうか。

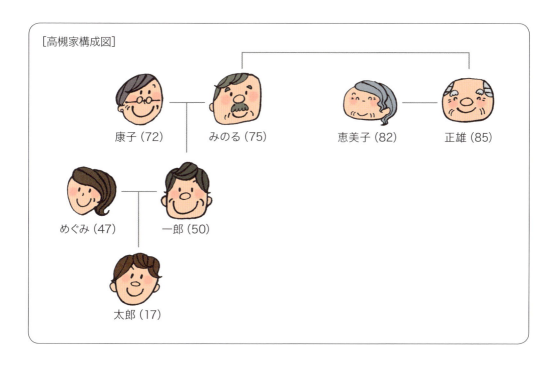

[高槻家構成図]

目　次

第0章　医工薬連環科学を学ぶ意義 ……………………………………… 2

第1章　現代病とその治療を支える医工薬連環科学
　1　人間の進化と病気 …………………………………………………… 9
　2　現代社会と睡眠障害 ………………………………………………… 14
　3　生活習慣病 …………………………………………………………… 23
　4　超音波技術 …………………………………………………………… 34
　5　「柔らかい」医療材料 ……………………………………………… 43
　6　組織工学，再生医療 ………………………………………………… 48

第2章　医薬品と医工薬連環科学～薬が効くしくみから製品開発まで
　7　医薬品のシード ……………………………………………………… 56
　8　テーラーメイド医療を目指して～ゲノム創薬 …………………… 62
　9　薬が効くしくみ①：薬理学 ………………………………………… 69
　10　薬が効くしくみ②：薬物動態学 …………………………………… 77
　11　医薬品の吸収と製剤化技術 ………………………………………… 87
　12　医薬品の供給を担う工学 …………………………………………… 95

第3章　超高齢社会を支える医療と医工薬連環科学
　13　骨粗鬆症 ……………………………………………………………… 102
　14　「硬い」医療材料 …………………………………………………… 104
　15　認知症 ………………………………………………………………… 111
　16　誤嚥性肺炎 …………………………………………………………… 115
　17　ユニバーサルデザインフード ……………………………………… 118
　18　在宅ケア ……………………………………………………………… 125
　19　旅立ち ………………………………………………………………… 128

執筆協力者一覧 (五十音順)

池田　勝彦　（関西大学）
梶本　宜永　（大阪医科大学）
門田　和紀　（大阪薬科大学）
上山ゆりか　（大阪医科大学）
河原　秀久　（関西大学）
久保田正和　（大阪医科大学）
倉田　純一　（関西大学）
芝野真喜雄　（大阪薬科大学）
住吉　孝明　（関西大学）
銭田　晃一　（大阪薬科大学）
寺﨑　文生　（大阪医科大学）
永井　純也　（大阪薬科大学）
平野　義明　（関西大学）
宮本　勝城　（大阪薬科大学）
山本　健　　（関西大学）

第 0 章　医工薬連環科学を学ぶ意義

1. 医工薬看の関係

　医療の恩恵を受ける利用者に対して，医工薬の各分野は異なった接点をもっている。医学分野では医師・看護師などとして直接医療行為を行う。薬学分野では薬剤師として直接服薬指導などを行うこと，または製薬に関連して医薬品を創出することで医療に関わることができる。しかし，工学分野は工業製品を創出することによってしか医療に関わることができない。別の言い方をすれば，工学分野は工業製品（特別な規格に合格すれば医療機器）を作り出すことによって，医療を支えている。このように，各分野では利用者に接するチャンネルが異なり，そのためチャンネルに向き合う心構えも異なっている。ただし，各分野での技術革新などによって種々のものが進歩するなかで，それぞれの社会的使命を遂行するための心構えは変わらない。

　各分野での進歩の代表は，新しい医療法や，新しい医療機械，新しい薬効成分といった，「新しい～」が開発されることである。また，医学・看護学・薬学の「新しい～」を実現するために，工学分野の新しい材料，新しい技術，新しいデバイスなどの組み合わせが要求されている。たとえば，変形性膝関節症や関節リウマチによって変形した膝関節にかわり，人工関節では骨にかわる材料としてチタンが，軟骨にかわる材料として硬質プラスティックが使われており，それらを形作る際にはこれまでにない加工技術が必要であった。それらを開発する工学の進歩がなければ，新しい治療法である人工関節置換術は実用化されなかったであろう。

2. 医療支援機械の成功例と失敗例

　利用者に直接的に医療を施すことのない工学技術者であっても，医療支援のための技術や機械を創出することによって医療に関わることができる。人工関節のための材料の開発や，その材料の加工方法の開発など間接的な関与だけでなく，遠隔手術のための手術ロボットや食事介助ロボットの開発など，利用者に直接触れる環境での例も枚挙に暇がない。食事介助ロボットの成功例としては，「マイスプーン®」（https://www.secom.co.jp/personal/medical/myspoon.html）がある。これは，介助者・医療者・技術者の3者が，「障がい者理解」という観点からいろいろな意見を出し合って作り上げた機械である。

　一方，食事介助機械の有効性を維持しながら小型化を図った例として，「箸が使えない人」のための「自動箸」がある。その構造や性能に対する評価は高かったものの，実用化には至らなかった。理由は「自動箸」の性能にあったのではなく，機械そのものの重量にあった。重量が「箸が使えない人」には重すぎたため，「箸が使えない人」はその自動箸を持てずに使うことができなかったのである。

　この例のように，工学技術者が医療支援機械を作り上げても，十分な医療の知識をもたなかったために実用化に至らない場合がある。「箸が使えない人」という工学技術者の設定は，

「箸は使えないがその他の機能は正常」という工学分野に都合の良いものであって，「箸が使えない人は数十 g 程度のものしか持ち上げられない」という医学的常識を無視した設定であった。医学的な知識や医学的常識をもたずに，単に工学的興味や工学的進歩をもとに新しい機械を作り上げても，まったく実用にはならない。「それぞれの分野のあたりまえを知る」ことは非常に大切であり，ある分野の思い込みだけでは，「使えない進歩」にしかならないのである（表1）。

表1　工学分野のみの「思い込みによる設計」は使えない進歩

工学の思い込み（作るための条件）
箸が使えない人＝箸が使えないだけ（他に制約がない）

医療人の常識（人間の疾患としての観察）
箸が使えない人＝箸が使えない（つまめない） 　　　　　　　＝40 g より重たいものは持てない 　　　　　　　＝関節可動域が狭い（運べない） 　　　　　　　＝（他にも人それぞれの制約が）
機能を実現する形は対象（者）によって変わるべき

3.「できること」と「できないこと」を知る

　工学技術は「失った機能に対する補完」や「新たな機能」を付加することができるが，どんな工学的な提案も「人にとって良いもの」や「人に受け入れられるもの」であるとは限らない。先の例にあげた自動箸のように，「優れた性能」をもつものであっても，重くて持てないために「使うことができない機械」は，絶対に実用にはならないのである。工学技術は機能を作り出すことができるが，その機能を実現したものが人に受け入れられるかどうかの判断は，工学だけではできない。

　逆に，医学分野では患者の運動能力などを正常にすることはできるが，そのうえで新たな作業ができるような機能を付加することはできない。患者の身体をもとに生活の質を改善することはできるが，新たな機能の付加は工学の力を借りなければ実現不可能である。また，同じ医学分野にいる医師と看護師は同じように患者と接するが，たとえば患者の生活に対する留意の度合いはかなり異なっている。それはおそらく，完治させることを目的とした医療行為と，完治した後も続く自立生活の継続を目的とした医療行為の違いであると理解できるのではないだろうか。

　医療の恩恵を受けようとする利用者に対して，医師・看護師・薬剤師・工学技術者などは，それぞれに異なったチャンネルから利用者に接し，利用者のためを思い，利用者のために行動している。しかし，それぞれの社会的使命や物の考え方，捉え方が異なるために，異なった意見をもつことがある。その意見の背景にある考え方を理解すること，すなわち，「できること」と「できないこと」を互いに知り合うことが相互理解のために必要である。たとえば，工学技術者は新たな材料やデバイスを開発して「人の役に立つ機械」を創出している。開発設計段階ではいろいろなことを想定して機構や制御方法などを考えるが，どうしても「完成して一定の性能で動作すること」が求められるため，ときには工学技術者の想定

は医学・看護学・薬学の常識から逸脱しているかもしれない。「楽に作ろう」というわけではないが，医療の現場の要求が厳しく，乗り越えるべきハードルが高くなりすぎて完成の目処が立たなくなるのを避けたいためである。とにかく動くプロトタイプ（ときにはこれを"存在証明"と呼んだりする）を作り上げ，その後，改良を加えて製品に仕上げていくのが，工学分野の開発手法である。それぞれの分野には「得手」，「不得手」がある。そこに気づく視点をもつことこそが，医工薬連環科学という学際融合分野を学ぶ意義なのである。

4. 医工薬連環科学を考えるスケール

　人の生活をより良くするために進歩してきた医学・看護学・薬学・工学の各分野であるが，人や人の生活と関わりをもつ時期や環境はそれぞれで異なっている。医工薬連環科学教育研究機構の活動のキャッチフレーズは「分子から社会までの人間理解」である。ここで，医工薬連環科学を考えるスケール（ものさし）として，「分子→細胞→器官→個体→社会」という大きさの変化を使うことができる。つまり，分子から社会までの大きさの違いが，各分野と人との接点を考える手助けとなる。たとえば，看護学は分子や細胞について扱うことは少ないかもしれないが，「個体」としての人が日常生活を社会のなかで送るという観点から考えると，「生活」にもっとも密接に関わっている分野である。逆に，新しい検査機械を開発するような物理学の分野では，「生活」を考えることはあまりない。このように，それぞれの分野の「得手」，「不得手」に加えて，「人といつ関わるか」「どのような大きさと関わるか」を意識することが大切である。ある手術を新生児に施すのか，青年に施すのか，死を目前とした人に施すのかによって，術後の効果についての評価も変わる。スケールは，他分野と関わる度合いを見定めるためにも必要なのである。

　分子や細胞を対象とする分野として，医学・薬学・化学・生物学などがあげられるが，さらに大きい器官を対象とする場合には，化学・生物学などの関与は薄れてくる。また，たとえば再生医療には，医学のほかに材料を提供する化学・材料学などの工学分野が必要であるし，細胞を培養する装置を開発するためには機械工学が不可欠である。加えて，生体内での拒絶反応などを防ぐために薬学の関与も必要である。炎症や拒絶反応を防ぐ医薬品が開発されれば，これまで使用できなかった医療材料も使えるようになる。また，薬剤を徐々に放出するようなしかけをつくる材料や機構が開発されれば，これまで以上に術後の経過を良くすることができ，再手術などの負担を避けることもできる。

　人に関わる際のスケールが明確になれば，そのスケールに関わりをもつ他分野を詳細に探すことが可能となり，その後の経過で考慮すべきことも連続して扱うことができるようになる。学問分野という広がりと，スケールの大小という広がりの2つを意識することが重要である。

5. 医工薬連環科学をイメージしよう

a. 医工薬連環科学のイメージ

医工薬連環科学の位置づけを考えるために，医学・看護学・薬学・工学の各分野を立体的な階層構造に重ねてみる．それぞれの分野は横軸に大きさ，縦軸に大きさごとの時間経過や環境変化（コミュニティの変化）などをとり，医工薬連環科学がその2次元平面のなかでどのあたりの事象であるかをマッピングして考える．たとえば，人の誕生から看取りまでの時間経過は，「個体と社会」の大きさでの時間経過にあたる．個体での時間経過だけを考えれば「人の成長過程」，社会での時間経過を考えれば「人生」と捉えることができる．

各分野を大きく医学・看護学・薬学・工学と分けて，医工薬連環科学を考えるスケールに当てはめてみると，各分野が対象とする領域と連携が見えてくる．たとえば，看護学では「生活」を強く意識しているので，誕生から社会生活を営み，死を迎えるまでの領域に強く関与している．老年期には介護・福祉機械を使うことが増えてくるので，工学（とくに機械工学）との重なりが増える．

b. 医工薬連環科学のトピックスの位置づけ

大きさと時間経過を軸にしたスケールマップを使って，医工薬連環科学におけるトピックスの位置づけを考えよう（図1）．それぞれの分野で専門的に学ぶ内容をマッピングしてみると，ひとつの学部・学科で学ぶ知識も，スケールマップの上で重なりをもつことがわかる．科目名称が違っていても，相互に関連した内容を学んでいることを意識することができる．重要な項目ほど何度も重なりをもつはずである．医工薬連環科学では，従来の学問分野

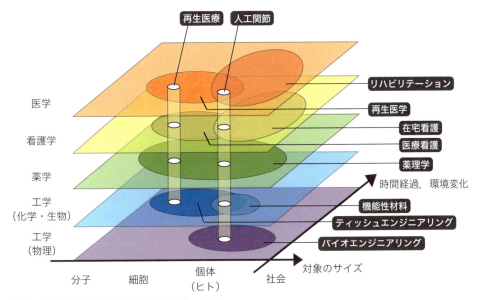

図1　医工薬連環科学におけるトピックス

がスケールを合わせて縦に階層化されていると考える。スケールマップの面の広がりに加えて、関係する領域の厚みが増したと考えられる。この 3D マップを見ると、上下で同じスケール値をもつ領域（トピックス群）が見つかる。これらをつなげた縦に通る柱が、医工薬連環科学で対象とするトピックスになる。再生医療などは、まさに複数の階層を貫いているトピックスの一例である。

　再生医療について考えると、工学の物理系分野（たとえば機械工学）は関与の程度は少ないながら、再生医療を支える工学技術という見えないところで関係している。一方、人工関節置換術による医療を考えると、「人工関節」という機能要素を作り出すために、工学の物理系分野は大きく関与している。このように、医療現場に直接関与する程度は分野によって異なるので、まず、それぞれの分野が「見える関わり」をもっているところを探すと理解しやすい。図1 では、左の柱が再生医療、右の柱が人工関節のトピックスを表していると考えることができる。医工薬の各分野の概略的な関与の度合いは、2次元（2D）スケールマップなどに表すことができるが、個々のトピックスはとても表現することはできない。3D スケールマップを頭に描いて、各章のトピックスについて学びを進めよう。

c. 医工薬連環科学のトピックスの 2 つの見方

　医工薬分野の 2D スケールマップを用いて、各分野でのトピックスの分布を表すことができる。各分野のトピックスが他分野のトピックスとどのように関連しているかは、階層になっている 3D スケールマップを使ってどのように理解すればよいだろうか？

　これには 2 つの見方がある。1 つは階層を上から見て床に投影したもの（図2）、もう 1 つ

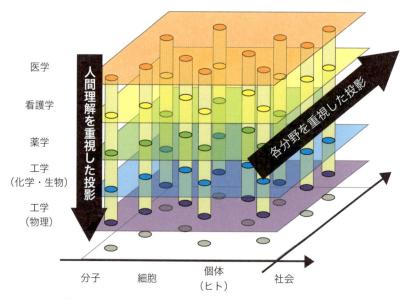

図 2　医工薬連環科学のトピックスの見方その 1

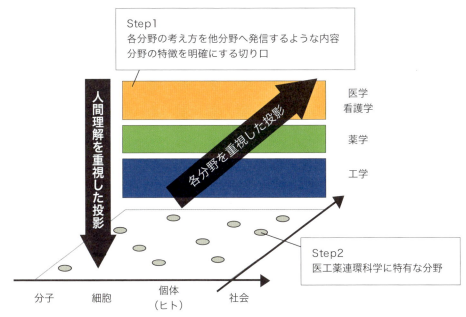

図3 医工薬連環科学のトピックスの見方その2

は階層を横から見て壁に投影したもの（図3）である。床に投影されたものは，階層の情報，つまり各分野の情報がわからなくなっており，先ほどの柱の底面が点在している。これらが，本当の意味で医工薬の各分野が融合した，医工薬連環科学のトピックスの配置となる。一方壁に投影したものは，階層の情報，つまり各分野の情報がはっきりとしている。本書で学ぶ「医工薬連環科学」は壁に投影した見方であり，それぞれの分野の特色を残している。ここで自分野の特徴についての理解を深め，さらに他分野の特徴も理解できるように考えて専門科目を学べば，床に投影された内容にも興味をもつことができるだろう。それらを学ぶことが真の「医工薬連環科学」の学びにつながり，将来の協働の糧になると期待できる。

第1章 現代病とその治療を支える医工薬連環科学

20万年前にホモ・サピエンスが誕生し，石器時代に適応する形で人間は進化してきました．農耕生活が始まったのは1万年前であり，近代的な生活が始まったのはわずか100年前です．多くの現代病は，石器時代までにできあがった「人間の仕様書」とは異なる生活を送ることで発症します．本章では，現代社会に特有の病気として生じているさまざまな現代病について解説するとともに，その治療に関わる工学技術について，具体例を交えて紹介します．

1 人間の進化と病気

> 高槻一郎さんは50歳で太り気味です。会社の検診で高血圧の予備軍と言われ、近くの内科で高血圧の治療を開始しました。しかし家では、できたら薬なんか飲みたくない、減塩でなんとかならないかなと言っています。

[関連トピック] 高血圧（「3 生活習慣病」p24）

1-1 陸上生物は塩分不足と戦ってきた

a. 生命の発生と海

太古の海で発生した生物は、海水中の小さな単細胞生物であった。多細胞生物に進化しても、その組織液や血液のミネラル組成は海水に似ており、これは単細胞生物の細胞1つ1つが組織液という海水に浮かんでいるのと同じである（図1）。そして血液や血管は、この組織液が効率よく循環するために生み出された。

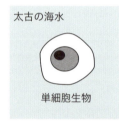

図1 生命の発生と海

b. 進化におけるNaの重要性

われわれの血管内の血液は、ミネラルのなかでもNaの浸透圧により維持されている。しかし、海で誕生した生物は、3億8千年あまり前に魚が陸上に進出して両生類に進化する過程で、周りに淡水しかないなどのさまざまな環境の変化に適応しなければならなかった（図2）。とくに淡水環境下ではNa不足に悩まされることになる。Naが不足すると血圧が維持できず、一方体が大型化すればなおさら高い血圧が必要となる。

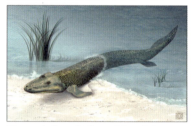

図2 魚類の上陸と環境の変化
（Zina Deretsky, National Science Foundation. https://www.nsf.gov/news/mmg/mmg_disp.jsp?med_id=58310&from=mn より）

c. Na不足への適応

そこで、Naをできるだけ節約するため、腎臓でNaを再吸収するしくみができた。次に、

1章　現代病

レニン-アンギオテンシン-アルドステロン系を通じて血圧を上げるための複雑な調節機構が発達した。さらに，Naを積極的に摂取する行動をとるように脳もプログラムされた。塩分を美味しいと感じる本能である。

何億年という進化を通じて，Na不足や血圧の低下は大きな問題であったため，これを克服するようなしくみが生み出されていったのである。逆にNa過剰に悩まされることは一度もなかった。今日の塩分の過剰摂取による高血圧は，進化史のなかでもいかに想定外で異常な事態であるのかがわかるだろう。

d. 貴重品であった塩

塩が美味しいと感じる本能は人だけでなく動物にもある。塩分の多い土壌には「塩舐め場」として野生動物が集まり，その土を舐めることが知られている。また，内陸部のアリは砂糖よりも塩を好むといわれている。塩は普遍的に美味しいと感じられる一方，貴重品でもあった。古代ローマでは，兵士の給与は塩で支払われていた。給料を表す「サラリー」という言葉は，塩のラテン語である「Salarium」から派生している。このように塩は長い間貴重品であったが，近代になり工業的に生産され安価に流通するようになるに従って，過剰に摂取されるようになった。美味しいからといって本能の赴くままに塩や塩辛い調味料をふんだんに使うことが，現代病として高血圧が蔓延している本質である。

1-2　塩分と血圧の関係

a. 塩分が増えると血圧が上がる

塩分摂取が増えると血管内の血液の量（循環血漿量）が増える。動脈などの脈管系は単純化するとチューブと同じであり，血圧は動脈にかかる圧力である。自転車に空気を入れるときのことを考えてみよう。タイヤ内の空気が少ない間は，タイヤは柔らかく空気入れポンプを押す力は軽くて済む。しかし，空気が入るに従いタイヤは固くなり，空気入れポンプを押すときに力を込めなくてはならない。血管も同じで，塩分摂取が増えると血液の量が増え，血圧が上昇する。

b. 腎臓でのNaの排泄が血圧上昇を防ぐ

一方，タイヤのチューブとの違いは，腎臓から尿中にNaがつねに排泄されていることである。このNa排泄には，血圧上昇を大幅に緩和する働きがある。つまり，経口摂取された塩分は血中に移行した後，腎臓の糸球体からNaとして尿中へ濾過されて排泄される。この排泄量は腎臓の血流に比例し，さらに腎臓の血流は血圧に比例する。電気回路におけるオームの法則（$E=I\times R$）と同じである。このような関係により，仮に過剰に塩分が摂取された場合でも，若干血圧が上がることで腎血流と尿中へのNa排泄量が増え，塩分の収支はバランスが取れることになる。つまり，塩分摂取が増えても若干血圧が上がるだけでバランスが

取れるのである。

　逆に，塩分不足に陥ると血圧が低下することも理解できる。進化の過程ではまさにこれが問題となった。そこでレニン-アンギオテンシン-アルドステロン系によるNaの再吸収などの昇圧機構が発達してきたのである。

c. 長年の塩分の過剰摂取が高血圧を起こす

　腎臓による血圧の安定化作用はあくまで一時的なものである。塩分の過剰摂取が何年も続くと血圧が徐々に上昇しはじめ，高血圧を発症する。このような状況では塩分過剰のため，Naの再吸収を促すレニン-アンギオテンシン-アルドステロン系の出番は当然なく，レニンなどは低く抑えられている。

　塩分の過剰摂取ですぐに高血圧になるわけではない。前述のように，塩分の過剰摂取によって血圧が上昇しても，その分腎臓への血流および尿へのNaの排泄が増え，血圧は少し上昇した状態でバランスがとれる。しかし，軽微な血圧上昇も年単位で経過すると，腎臓の動脈硬化を引き起こす。動脈硬化が起こると腎臓でのNaの処理能力が低下し，血圧がさらに上昇する。このような悪循環に陥った状態が本態性高血圧である（図3）。血圧は際限なく上昇し，脳出血や心筋梗塞などにつながる。高血圧を放置すると寿命は約6年短くなることが知られており，これはタバコの寿命短縮にほぼ相当する。悪循環が始まる血圧は実は120台であることが，フラミンガム研究から明らかになっている（図4）。

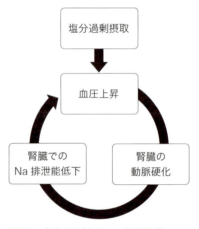

図3　高血圧がもたらす悪循環

d. レニン-アンギオテンシン-アルドステロン系

　次に，塩分を媒介として血圧を上げるしくみであるレニン-アンギオテンシン-アルドステロン系を簡単に紹介する。①血圧が下がると血圧センサーのある腎臓からレニンが分泌される。②レニンはアンギオテンシノーゲンをアンギオテンシンIに変換する。③肺ではアンギオテンシン変換酵素（ACE）がアンギオテンシンIをIIに変換する。アンギオテンシンIIは強力な昇圧物質であり，④血管を収縮させ，また⑤副腎皮質でアルドステロンを産生させる。⑥アルドステロンは腎臓でNa・水の再吸収を促進し，血管内の水分量を増やす。

　簡単にいえば，腎臓が血圧センサーとなり，回り回って腎臓でのNaの再吸収が増え，血圧が上昇する。工学的には，閉ループのフィードバック制御（closed loop control）である。

1章 現代病

e. 降圧薬の作用機序

現在使用されている降圧薬のほとんどが、レニン–アンギオテンシン–アルドステロン系に関連した薬剤である。各薬剤のレニン–アンギオテンシン–アルドステロン系における作用点を知ることが、降圧薬への理解を深めることにつながる（図5）。

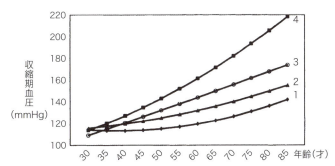

1：検査での収縮期血圧＜120mmHgの場合　2：同120～139mmHgの場合
3：同140～159mmHgの場合　4：同≧160mmHgの場合

図4　加齢と血圧上昇の関係
（Circulation 1997；96：308-15 より）

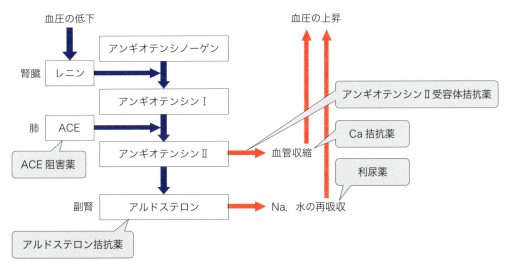

図5　レニン–アンギオテンシン–アルドステロン系と，それに対する降圧薬の作用点

f. 血圧の奇妙な制御

前述のように、進化の過程で血圧を上げようとするしくみは発達したものの、血圧を下げる必要性はまったくなかったため、血圧を恒常的に下げるメカニズムはほとんど存在していない（図6）。工学的な視点からは、流入する冷水をヒーターで温めて、お湯を一定の温度に制御する系を想像してみよう。水温が低い間はヒーターでいくらでも水温を制御できるが、想定外に高温の水が流入してきた場合、冷却する機構がないためまったく制御不

血圧の調節・・・
いかに血圧を上げるかが重要であった

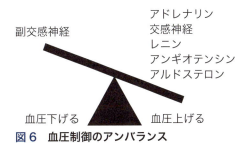

図6　血圧制御のアンバランス

能に陥ってしまう。塩分を過剰に摂取するということは，人間の仕様書にはない出来事なのである。

g. 高血圧を治療する理由（高血圧による不都合）

血圧が高くてもほとんど自覚症状はないが，放置することにより脳卒中や心筋梗塞で早死する。このため，高血圧は「サイレント・キラー：静かなる殺人者」とよばれてきた。高血圧を治療している患者に「どうして血圧の治療をしているのですか？」と聞いても，ほとんどの患者は理由を知らず，主治医から説明を受けていないことも多い。このような患者では，しばしば服薬の自己中断をしてしまう。

表1　高血圧を治療する理由

- 寿命が約6年短くなる
  - 心筋梗塞，脳梗塞などの心血管イベントによる
- 慢性病にかかりやすい
  - 認知症，脳梗塞
  - 心不全，不整脈
  - 腎不全
- 要介護になりやすい
  - 要介護となった原因第1位：脳血管疾患
  - 第2位：認知症

すべての行動には「目的」があり，これを完遂するのが「手段」である。世の中では「目的」と「手段」を混同していることがよくある。たとえば，幸せになることがお金を稼ぐ本来の目的であるはずなのに，お金を稼ぐことが目的となっている場合である。高血圧の治療も，血圧を正常化するのが目的ではなく，早死や要介護を防ぐことが目的である（**表1**）。病気の治療の際にはつねにこれを肝に銘じておく必要があり，また，患者にも治療の目的を必ず説明する必要がある。

2 現代社会と睡眠障害

高槻太郎君は 17 歳，高校生です．最近，スマートフォンを夜遅くまで見ているせいで，どうしても朝に眠気が残ります．また，集中力が落ちて学校の成績も下がり気味です．

[関連トピック] 高血圧, 糖尿病 (「3 生活習慣病」p24), アミロイドの蓄積 (「15 認知症」p111)

私達の人生の 1/3 の時間は寝ている．これまで睡眠はあまり重要ではなく，人生の無駄な時間と考えられた時代もあった．しかし医学の進歩により，睡眠は脳の発達や健康維持に不可欠なものであることが明らかとなった．現代社会では，時間に追われる生活やスマートフォンの出現などにより，ますます睡眠不足の人が増えている．ここでは，睡眠と医学，薬学，工学との関わりについて考えてみよう．

1-1 昼夜のリズムを失った現代社会

文明化以前の人間は，日の出とともに目を覚まし，日没とともに休み，そして眠るという生活をしていた．つまり，明るい昼に活動し，暗くなると眠るというリズムがあった．しかし現代社会では，24 時間いつでも電気がつきコンビニも営業しているなど，昼夜の明暗のリズムが消え，生活のリズムも乱れがちである(図 1)．これが睡眠を十分にとれない状態，

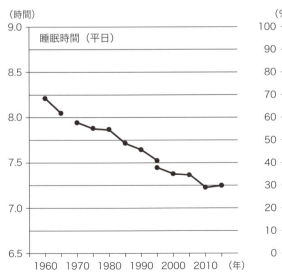
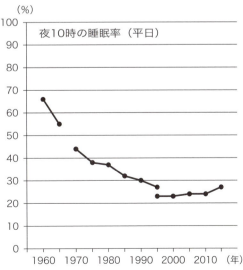

図 1　夜型化し短くなる睡眠時間
(NHK 放送文化研究所．日本人の生活時間・2010．NHK 出版 (2011) p144, 146, および NHK 放送文化研究所．2015 年国民生活時間調査報告書．p47, 48 をもとに作成)

すなわち「睡眠障害」の原因である。スマートフォンなどの明るい光を見つめていると眠れなくなる。まずは，睡眠について勉強してみよう。

a. 文明化以前の睡眠

日の出とともに起き，日没とともに眠るという規則正しい生活は，世界中の狩猟採集民の睡眠研究から伺い知ることができる。

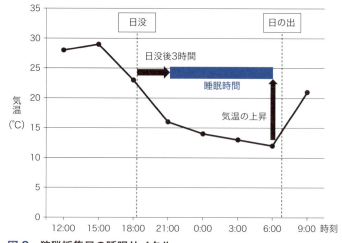

図2　狩猟採集民の睡眠サイクル
(Curr Biol 2015；25：2862-8 より)

狩猟採集民は，日没後に団らんの時間として3時間20分過ごして眠りについた後，平均6時間25分，起きずに眠り続け，日の出の1時間前の気温が上昇しはじめる時間に起床していた（**図2**）。彼らには睡眠障害というものは存在しない。また，この研究から，「光と気温」という周囲の環境が，睡眠サイクルに重要であることがわかる。

b. レム睡眠とノンレム睡眠

睡眠には，レム睡眠とノンレム睡眠の2種類がある（**表1**）。レム睡眠は夢を見ているときの睡眠で，「Rapid Eye Movement」の頭文字をとってREM睡眠とよばれる。脳は起きているが体は寝ている状態で，体は動かないが目だけが動く。レム睡眠には大脳を大きく育てる役割があり，胎児期の睡眠はこのレム睡眠がほとんど占める。ま

表1　2種類の睡眠

レム睡眠（REM：rapid eye movement）
・脳を育てる
・学習の定着
・アミロイドなどの老廃物の排出
ノンレム睡眠
・深い睡眠
・成長ホルモンによる成長と修復

た，小児期から成人期には，昼間に学習したことを脳に定着させ，アミロイドなどの老廃物を排出する働きがある。レム睡眠は，学習や記憶を定着させるのに重要であるばかりか，老年期では認知症の予防にも重要であることがわかってきた。学生も成績を上げるためには，学習した後に十分な睡眠をとる必要がある。逆にスマートフォンなどで夜ふかしすると，学習効率がとても悪くなる。

一方，ノンレム睡眠は非常に深い睡眠であり，この時間に成長ホルモンが大量に分泌される。成長ホルモンは，小児期には文字通り体の成長に重要であり，「寝る子は育つ」は医学的にも正しいといえる。また，成人期には体の修復に重要な働きをしている。

レム睡眠とノンレム睡眠は周期的に繰り返される（**図3**）。まず深い睡眠であるノンレム睡眠が現れ，その後にレム睡眠に移る。このサイクルは「90分の周期」で繰り返される。

1章 現代病

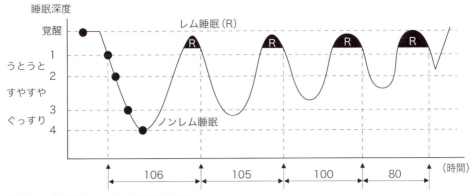

図3 レム睡眠とノンレム睡眠の周期
(宮崎総一郎,佐藤尚武. 睡眠学入門ハンドブック(第3版). 日本睡眠教育機構(2016) p4 より)

小児期には深い眠りが多いが,年齢とともに眠りは浅くなる。これが,高齢者が夜によく起きる「中途覚醒」の原因である。

c. 睡眠リズムのコントロール

睡眠は2つのリズムによりコントロールされている(**図4**)。1つめは「疲れたので眠る」もので,運動をする,神経を使う仕事をする,あるいは長時間起きていると眠くなるのはこのためである。起きていると脳内に睡眠物質(プロスタグランディンD2,アデノシン)が蓄積してく

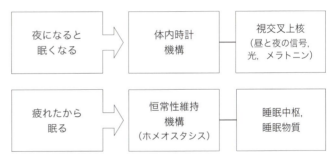

図4 睡眠をコントロールする2つのリズム
(宮崎総一郎,佐藤尚武. 睡眠学入門ハンドブック(第3版). 日本睡眠教育機構(2016) p6 より)

る。もう1つは「夜になると眠る」もので,体内時計が関係している。いつもの就寝時間になると眠くなるのはこのためである。

体内時計のしくみとして,夜になると睡眠ホルモンであるメラトニンが松果体から分泌される。メラトニンが分泌されると手足が暖かくなる。手足から熱が放散されることで,体の中心の体温(深部体温)が徐々に低下し,活動レベルが低下することで眠りの準備が完了する。メラトニンが放出されてから1〜2時間のこのようなプロセスを経ることで,自然な眠気が出てくる。

d. 睡眠ホルモン:メラトニン

メラトニンは25時間ごとのサイクルで分泌される。夜ふかしはしやすいが,早く寝ようと思っても寝にくいのはこのためであり,生活のリズムに気をつけないと自然と夜型に

なってしまう。これを防止するために朝の日光がとても重要である。午前中に朝日を浴びることでメラトニンサイクルがリセットされる。

　逆に、朝に日の光を浴びずに暗い部屋におり、夕方から夜にかけてスマートフォンやテレビを見る、あるいは部屋の光を明るくしていると、メラトニンが分泌されず眠れなくなる。メラトニンリセットには4000ルクス以上の光が望ましく、屋内では晴れた日の日当たりの良い窓際がこれに相当する。通常の室内では500〜1000ルクス程度のため、メラトニンリセットには不足である。午前中は、通勤、通学、日向ぼっこなどで日の光を浴びることが重要である。

e. メラトニンサイクルのリセット

　では、光はどのようなメカニズムでメラトニンサイクルのリセットを引き起こすのだろうか？まず明るい光が目に入ると、その信号が自律神経活動の中枢である視床下部(視交叉上核)に入る。この視交叉上核に体内時計の働きがある。日の光の情報が入ると体内時計がリセットされ、15時間後に松果体でメラトニンの分泌が始まる（図5）。メラトニンには、生体リズムの調整以外にも抗酸化作用や性成熟の抑制といった働きがある。性成熟とともに身長の伸びは停止するため、よく眠り、朝に日の光を浴びてメラトニンが規則正しく分泌される子どもは性成熟も遅く、背も伸びると考えられる。

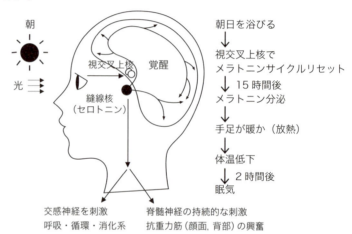

図5　メラトニンサイクル
(宮崎総一郎, 佐藤尚武. 睡眠学入門ハンドブック（第3版）. 日本睡眠教育機構 (2016) p7 より)

2-2　睡眠の効用と疾患

　上述のような規則正しい睡眠サイクルは、脳や体の成長、発達、健康維持に非常に重要である。寝ている間に脳と体のメンテナンスを行っているとも解釈できる。メンテナンスの効用は多岐にわたる。逆に、睡眠障害によるメンテナンス不足から多くの病気を発症するのも理解できる。ここで、睡眠障害によって起こる病気についてみてみよう。

a. 睡眠障害は認知症のリスク

　85歳以降の高齢者の半数が認知症かその予備軍である。認知症は、要介護になる原因と

して脳血管障害に次いで2番目に多い疾患である。その治療や介護には直接的な経費がかかるだけでなく，家族や地域社会での有形無形の負担が必要となる。平均寿命が伸びた超高齢社会において，認知症の予防は，医学的のみならず社会のしくみを維持していくうえで重要なテーマである。

認知症の半数を占めるアルツハイマー病は，脳に老廃物であるアミロイドが沈着することで発症すると考えられている。脳には，脳のリンパ系ともいえるグリンパ経路(glymphatic pathway)があることが最近明らかになりつつある。寝ている間に，このグリンパ経路からアミロイドが脳脊髄液中に排出されることから，アミロイドの排出，蓄積防止には睡眠が重要であることが明らかとなった。睡眠不足が認知症リスクであることはこれまでにも知られており，グリンパ経路に関する最近の知見はこれまでの知見とも符合する。

b. 睡眠障害で学力低下

次の話は学生にとって非常に重要である。米国の高校生を対象とした研究において，成績優秀者は十分な睡眠時間が確保されている一方，成績不良者は夜寝るのが遅く，睡眠時間が短いことが判明した(**図6**)。優秀な成績には7時間30分の睡眠が必要であり，午後10時半に就寝した学生の成績が優秀であった。日本とはライフスタイルが異なるのでそのまま当てはめることはできないが，夜ふかしして睡眠時間を削ることには十分に気をつける必要がある。

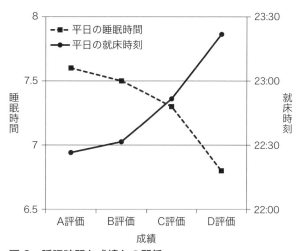

図6　睡眠時間と成績との関係
(Child Dev 1998；69：875-87 をもとに作成)

c. 睡眠は記憶を定着させる

正確にキーを叩く学習課題と睡眠との関係をみた研究がある。その結果，課題の訓練をした後に睡眠をとることで，テストの成績が劇的に向上することが示された(**図7**)。ただし睡眠は長くとればよいというものでもない。睡眠時間と死亡率との関係を調べると，7時間前後の睡眠でもっとも死亡率が低くなる。適切な睡眠時間には個人差があり，その人にあった適切な睡眠時間をとることが重要である。

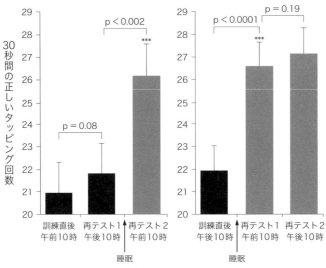

図7　睡眠による記憶の定着
(Neuron 2002;35:205-11 より)

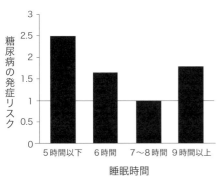

図8　睡眠時間と糖尿病の発症リスクとの関係
(Arch Intern Med 2009;165:863-7 をもとに作成)

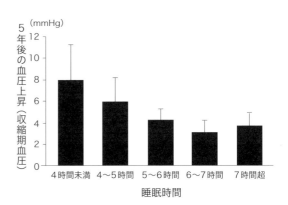

図9　睡眠時間と高血圧との関係
(Arch Intern Med 2009;169:1055-61 より)

d．睡眠障害は糖尿病や高血圧のリスク

　睡眠不足に陥ると，糖尿病や高血圧の発症リスクが高くなることもよく知られている（図8，図9）。

3　睡眠障害への工学的アプローチ

　最近，ブルーライトカットの眼鏡が売られている。虹には7色あるように，光にはいろいろな波長の成分の光がある。そのなかでも，メラトニンのリズムをリセットする光がブルーライトである。リセットするのが夕日のレッドライトではなく，日中の明るい晴天のブルーライトなのは理にかなっている。自然界では，夜に明るいブルーの光を目にすることはない。しかし現代社会では，エジソンによる電球の発明以降，夜が次第に明るくなってきた。

1章 現代病

とくに，最近のLED照明やスマートフォンなどの液晶画面には，ブルーの光の成分が非常に多い（図10）。夜に寝室でスマートフォンを見ていると，ブルーライトによってメラトニンの働きが抑制されるため，睡眠の準備が行われない。つまり，眠気が起こらず，体温も下がらず，やがて深夜になると睡眠物質が出るために眠りにつく。そうすると十分なレム睡眠が確保されず，記憶の定着もままならないま

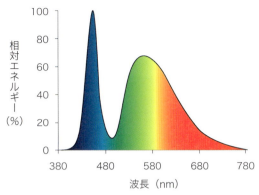

図10　LED照明に含まれる光の成分
（日本写真学会誌2011；74：210-4より）

ま，日中は眠気のために仕事や勉強の効率が落ちる。このような悪循環に陥らないように注意が必要である。

　工学的には，ブルーライトの悪影響を抑えるべくさまざまなアプローチがなされている。1つの例はブルーライトカット眼鏡である。また，ブルーライトを抑えたLED電球も開発されている。心地よい目覚めをもたらすものとして，朝になるとタイマーによって自動でカーテンが開く「めざましカーテン」などもある。さらに，眠りを深くするために深部体温を下げ，目覚めに向けて体温を調節するようなエアコン，マットレスパッドなども開発されている。

4　睡眠障害への薬理的アプローチ

　睡眠障害の治療薬は，これまでいわゆる睡眠薬が主流であった。これは神経伝達物質であるGABAを阻害するものであり，脳の活動全体を抑制してしまうため，筋弛緩作用と相まって高齢者の転倒事故につながることが多かった。また，依存症や記憶障害の問題もあるため，高齢者ではできるだけ使用を控えるべき薬剤とされている。最近，2種類の新世代の睡眠薬が発売された。1つめはメラトニンの類似物質ラメルテオンで，商品名「ロゼレム®」として販売されている。睡眠リズムにはメラトニンが中心的な役割を果たしているところ，年齢とともにメラトニン分泌量は減少する。したがって，高齢者の睡眠障害にはロゼレム®が適している。2つめは，オレキシン受容体拮抗薬スボレキサント（商品名「ベルソムラ®」）である。メラトニンが睡眠を誘うホルモンである一方，覚醒を担うのは覚醒ホルモンであるオレキシンであり，その拮抗薬として開発，認可された。これは中途覚醒を防止するなど優れた特性を有している。今後，高齢者の睡眠障害にはこれらの薬物治療が主流となっていくだろう。その他，アミノ酸のグリシンに睡眠効果があることから，グリシンを主成分としたサプリメントが販売されている。また，抗ヒスタミン薬にも睡眠作用があるため，抗ヒスタミン薬を睡眠薬として薬局で入手することもできる。

ところで，試験勉強を深夜まで頑張るときに，コーヒーを飲むことも多いだろう。コーヒーのカフェインには覚醒作用があるためである。しかし，カフェインの取りすぎは睡眠障害の原因にもなるため，注意する必要がある。カフェインの血中半減期は12時間程度と非常に長い。そのため昼や夕方にカフェインを摂取すると，夜までその効果が持続してしまう。

5 最後に

人生の1/3を占める睡眠は，けっして無駄な時間ではない。日中によい状態で活動し体の状態を整えるために，きわめて重要な時間である。睡眠障害は学習や成長を阻害し，認知症，高血圧，糖尿病，うつ病などさまざまな病気を引き起こす。最後に，快眠のためのTipsを紹介しよう。

①寝る前4時間はカフェインをとらない
・カフェイン300 mg（コーヒー2〜3杯）で睡眠が中断し，睡眠時間が著しく減少する（**図11**）。

②無理に眠ろうとしない
・自然に眠りにつく時間は，季節や日中活動量で変わる。
・普段の入眠時間の3時間前はもっとも眠りにくい。
・早起き，不眠解消のために意図的に早く寝ることは困難。
・寝ようとするほど目が冴える。
・ベッドから出て，自分なりのリラックス法を行い，眠気がくるまで待つ。

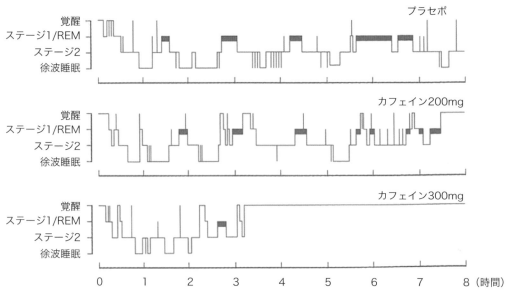

図11 カフェインの睡眠への影響
カフェイン200 mg摂取で中途覚醒が増加，300 mgでは深い睡眠が減少し，総睡眠時間が著しく減少
（宮崎総一郎，佐藤尚武．睡眠学入門ハンドブック（第3版）．日本睡眠教育機構（2016）p20 より）

③まずは「早起き，早寝」
・朝型の生活習慣は学習や仕事の生産性が上がるのでおすすめ。
・しかし，夜型から朝型に変えることは簡単ではない。
・メラトニンリズムのリセットから，最初に早寝（早寝，早起き）をするのは難しいことがわかる。
・まずは早起きし，日中は眠気を我慢して早く寝る，「早起き，早寝」から始めてみよう。
④同じ時間に起床する。週末の寝だめは厳禁。
・日曜日も同じ時間に起きて朝日を浴びる。日曜日の朝が遅いと就寝が遅れ，月曜日の朝がつらい。

3 生活習慣病

一郎さんは住宅会社に勤務する営業マンです。飲酒や外食の機会が多く，食生活は乱れがち，タバコも1日20本以上吸っています。妻のめぐみさんは，最近おなかが出てきた一郎さんを「メタボではないかしら」と心配しています。
とある2月の寒い朝，出勤途中の一郎さんは突然胸が痛くなりしゃがみこんでしまいました。そういえば11月に入ってときどき胸が重いことがあったのですが，すぐ良くなるのでそのままにしていたのです。一郎さんの身に大変な事態が・・・。

[関連トピック] 塩分摂取と高血圧，降圧薬の作用点（「1 人間の進化と病気」p11），睡眠時間と高血圧，糖尿病（「2 現代社会と睡眠障害」p20），超音波診断装置（「4 超音波技術」p39），バイオマテリアル（「5 柔らかい医療材料」p44，「14 硬い医療材料」p104），生活習慣と認知症（「15 認知症」p113）

3-1 さまざまな現代病

現在，わが国の高血圧患者は約4300万人と推定されている。高血圧は心血管病，とくに脳卒中の最大の危険因子であり，その予防，治療が全世界的な課題とされている。わが国では高血圧，心血管病の発症に関わる食塩の摂取量が依然として多く，加えて，脂質摂取過剰，運動不足などに起因する糖尿病，メタボリックシンドローム，慢性腎臓病（chronic kidney disease：CKD）の増加などが大きな問題となっている。

a. 高血圧

心臓が収縮して血液を押し出した瞬間は，血管に一番強く圧力がかかる。これが最大（収縮期）血圧である。そして，心臓が拡張するときには圧力がもっとも低くなる。これが最小（拡張期）血圧である。血圧値は，至適血圧，正常血圧，正常高値血圧，Ⅰ度高血圧，Ⅱ度高血圧，Ⅲ度高血圧，（孤立性）収縮期高血圧に分類される（**表1**）。収縮期血圧140 mmHg以上/拡張期血圧90 mmHg以上（≧140 mmHgまたは≧90 mmHg）を高血圧とい

表1 成人における血圧値の分類

	分類	収縮期血圧		拡張期血圧
正常域血圧	至適血圧	<120	かつ	<80
	正常血圧	120〜129	かつ/または	80〜84
	正常高値血圧	130〜139	かつ/または	85〜89
高血圧	Ⅰ度高血圧	140〜159	かつ/または	90〜99
	Ⅱ度高血圧	160〜179	かつ/または	100〜109
	Ⅲ度高血圧	≧180	かつ/または	≧110
	（孤立性）収縮期高血圧	≧140	かつ	<90

（日本高血圧学会高血圧治療ガイドライン作成委員会．高血圧治療ガイドライン2014．日本高血圧学会（2014）p19より）

1章　現代病

う。高血圧の治療では，合併する病態に応じて第一選択薬が考慮される（表2）。

血圧を測定する血圧計には，図1のような種類がある。水銀式血圧計とアネロイド型血圧計は，聴診器でコロトコフ音を聴きながら測定する。電子式血圧計は，圧力センサーや信号変換回路が組み込まれており，血圧や脈拍数を自動的に測定してデジタル表示する。電子式血圧計は広く家庭に普及しており，上腕だけでなく，指や手首で測定するタイプも一般的である。

表2　病態に応じた降圧薬の選択

	Ca拮抗薬	ARB/ACE阻害薬	サイアザイド系利尿薬	β遮断薬
心室肥大	●			
心不全		●[*1]	●	●[*1]
頻脈	●（非ジヒドロピリジン系）			●
狭心症	●			●[*2]
心筋梗塞後		●		●
CKD（蛋白尿−）	●	●	●	
CKD（蛋白尿＋）		●		
脳血管障害慢性期	●	●	●	
糖尿病/MetS[*3]		●		
骨粗鬆症			●	
誤嚥性肺炎		●（ACE阻害薬）		

[*1] 少量から開始し，注意深く漸増する　[*2] 冠攣縮性狭心症には注意　[*3] メタボリックシンドローム
（日本高血圧学会高血圧治療ガイドライン作成委員会．高血圧治療ガイドライン2014．日本高血圧学会（2014）p46 より）

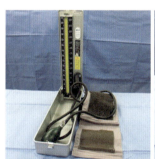
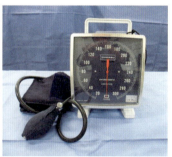
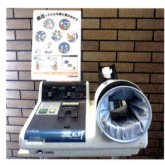
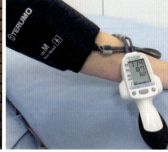
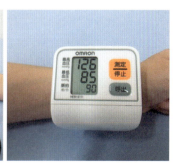

図1　血圧計の種類
上段左：水銀式血圧計，右：アネロイド型血圧計．下段：電子式血圧計

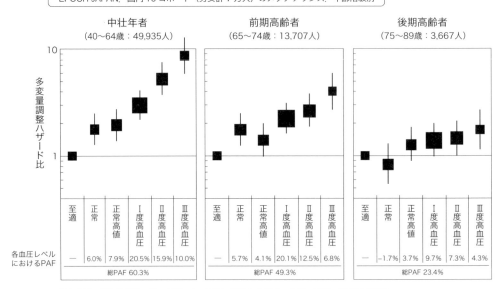

図2 血圧水準と心血管病死亡リスクとの関連
（日本高血圧学会高血圧治療ガイドライン作成委員会．高血圧治療ガイドライン2014．日本高血圧学会（2014）p10 より）

b. 高血圧の疫学

　血圧水準と心血管病リスクの間には段階的，連続的な正の関連がある。わが国の主要なコホート研究の統合プロジェクト（EPOCH JAPAN）において，国内10コホート（計約7万人）のメタアナリシスを行った結果，血圧水準と心血管病死亡リスクとの関連は，40〜64歳の中年者，65〜74歳の前期高齢者においてほぼ対数直線的であること，傾きは年齢が若いほど強く，また，至適血圧でリスクがもっとも低いことが示された（**図2**）。75〜89歳の後期高齢者でも血圧水準とともに心血管病死亡リスクは高くなる傾向にあり，因果の逆転を排除するために追跡開始後3年間の死亡を除外した分析では，正常高値から有意なリスク上昇が認められた。また，この関連は，全脳卒中死亡，脳梗塞死亡，脳出血死亡，冠動脈疾患死亡を個別にみても同様に認められ，関連はとくに脳出血死亡で強い傾向にあった。

c. 糖尿病

　膵臓から分泌されるインスリンというホルモンの作用が低下するために起こる。食べ物から体内に取り入れられた糖分がうまく利用されずに，血液中のブドウ糖（血糖）が貯まる状態である。高血糖状態が長く続くと血管や神経が次第に傷み，重い合併症を引き起こす。

1章 現代病

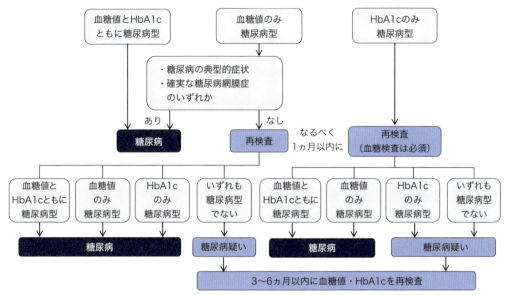

図3 糖尿病の臨床診断のフローチャート
(日本糖尿病学会.糖尿病診療ガイドライン2016.南江堂(2016)p6より)

d. 糖尿病の診断

慢性高血糖を確認し、さらに症状、臨床所見、家族歴、体重歴などを総合判断する。**図3**のように、別の日に行った検査で糖尿病型が2回以上認められれば、糖尿病と診断できる。ただし、HbA1cのみの反復検査による診断は不可とする。また、同一採血で血糖値とHbA1cがともに糖尿病型を示すことが確認されれば、1回の検査だけでも糖尿病と診断する。

e. メタボリックシンドローム

肥満に加えて、高血糖・高血圧・高脂血症(脂質異常症)のうち2つ以上を合併した状態をいう(**表3**)。動脈硬化がひどくなり、心臓病や脳血管疾患が起こりやすくなる。メタボリックドミノを**図4**に示す。最上流には生活習慣の乱れによって生じた肥満がある。ひとたびメタボリックシンドロームとなると、ドミノ倒しのようにさまざまな病気が発生する。

表3 メタボリックシンドロームの診断基準

必須項目	ウエスト周囲径	
	男性	≧85 cm
	女性	≧90 cm
追加項目	トリグリセライド	≧150 mg/dL
	HDL コレステロール	<40 mg/dL
	いずれか、または両方	
	収縮期血圧	≧130 mmHg
	拡張期血圧	≧85 mmHg
	いずれか、または両方	
	空腹時血糖	≧110 mg/dL

メタボリックシンドロームと診断されるためには、必須項目が該当かつ追加項目3つのうちの2つ以上を満たすことが条件
(日本内科学会雑誌 2005;94:794-809 より)

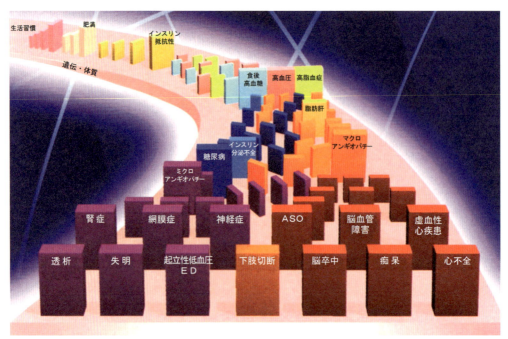

図4　メタボリックドミノ
(Medical Practice 2004；21：2013-8（© 慶應義塾大学医学部腎臓内分泌代謝内科　伊藤裕）より)

3-2　狭心症，心筋梗塞

a．病態

狭心症は心臓を養う血管（冠動脈）（**図5**）が狭くなり，一過性に心筋が酸素不足に陥った状態である。胸痛や胸部圧迫感などの症状が起こる。さらに，冠動脈が完全に閉塞し血液が流れなくなると，心臓の壊死が起こり心筋梗塞となる。急性冠症候群（acute coronary syndrome：ACS）とは，比較的持続する急性心筋虚血によって生じる臨床病態を指し，具体的には不安定狭心症と急性心筋梗塞が含まれる。

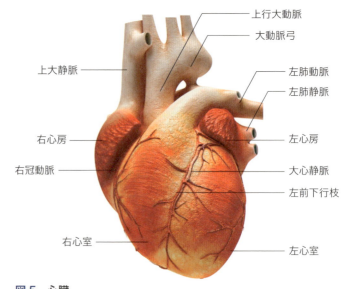

図5　心臓
(Shutterstock. com)

1章　現代病

b. 分類

狭心症にはいくつかの分類方法があるが，臨床経過に基づくと，安定狭心症と不安定狭心症に分類される。一般に動脈硬化による安定狭心症は，同じ程度の労作で出現し，負荷がなくなれば症状も消失する。安静時に生じることはない。不安定狭心症とは，①はじめて出現した労作性狭心症，②今まであった労作性狭心症の発作頻度や持続時間が増えた場合，③新たに起こった安静時狭心症の場合を指す。

c. 冠危険因子

冠動脈疾患の発症，進展に関与している重要因子のことであり，高血圧，脂質異常症，糖尿病，肥満，喫煙，ストレスなどが含まれる。冠危険因子の数が多い人ほど急性冠症候群にかかりやすいといわれている。このうち，高血圧，脂質異常症，糖尿病，肥満は生活習慣病の代表であり，生活習慣病の治療と予防こそが，急性冠症候群の発症予防に重要である。薬物療法も必要であるが，まず基本的に食事療法と運動療法が必須である。減塩，食事（とくに動物性脂肪）の制限，禁煙，運動などを実行して生活習慣病の改善に努めることがきわめて大切である。

d. 急性冠症候群

急性冠症候群は冠動脈疾患患者の生命を脅かす病態であり，不安定狭心症，急性心筋梗塞，心臓突然死などを含む。従来，狭心症や心筋梗塞は，冠動脈の動脈硬化を基盤として発症するとされてきた。冠動脈の内腔が徐々に狭くなって75％以上狭窄すると労作性狭心症が起こるとされ，100％近くほぼ閉塞したときに不安定狭心症や急性心筋梗塞が起こ

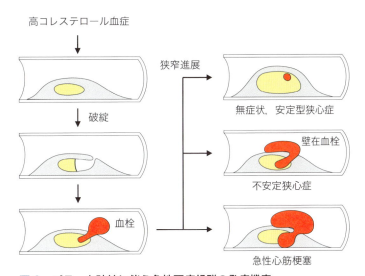

図6　プラーク破綻に伴う急性冠症候群の発症機序
（N Engl J Med 1992；326：242-50 をもとに作成）

ると考えられていた。しかし最近，動脈硬化性粥腫（プラーク）が破れて血栓による急性閉塞が起こり，その結果急性冠症候群が発症することが明らかとなった（図6）。

急性冠症候群は，冠動脈の閉塞の程度によって重症度が異なる。少し細かく説明すると，部分的閉塞の場合には不安定狭心症または非ST上昇型心筋梗塞となり，完全閉塞の場合にはST上昇型心筋梗塞を引き起こす。

急性冠症候群を発症する危険な粥腫を不安定プラーク（vulnerable plaque）という。これは，いつ破裂してもおかしくない不安定なプラークという意味であり，病理組織学的特徴として，大きな脂質コアを有し線維性被膜が薄い。近年，冠動脈イメージング装置の進歩によって，生体内で描出することが可能となっている。

e. 診断と治療

まず大切なのは症状（問診）である。胸が押さえられるような感じ（圧迫感），絞めつけられるような感じ（絞扼感）あるいは焼けるような感じ（灼熱感）と表現されることが多い。ときに，左肩や左上肢，顎，歯などに放散痛を感じることもある。痛みの時間は，狭心症の場合は数分から10分以内，急性心筋梗塞の場合は30分以上持続する。急性心筋梗塞の場合は痛みの程度も激烈で，嘔気や嘔吐，冷汗を伴うこともある。診断のための検査として，①心電図，②心臓超音波検査，③冠動脈CT，④心筋シンチグラフィ，⑤冠動脈造影などがある。

治療は①薬物療法，②カテーテルによる冠動脈形成術，③冠動脈バイパス手術の3つが主体であるが，生活習慣の管理や指導（冠危険因子の是正）も非常に重要である。

1）心電図

心臓が拍動するとき，心筋が収縮して微細な電気を発生する。この電気的な活動の様子をグラフの形に記録したものが心電図であり（図7），心臓病の診断に役立つ。とくに，狭心症や心筋梗塞など心筋虚血の存在，心筋炎や心筋症など心筋障害の存在，心室の肥大，各種不整脈の診断などに威力を発揮する。

2）心臓超音波検査（心エコー図）

超音波診断法の1つである。ベッドサイドで非侵襲的に繰り返し行うことが可能であり，心臓病の診断・治療において欠かせない検査である。心臓の各部の形や大きさ，動き方，血流の異常，心機能などを検査する。心臓弁膜症，心筋梗塞，心筋症，先天性心疾患などの診断や，心不全の病態および重症度の把握に威力を発揮する（図8）。

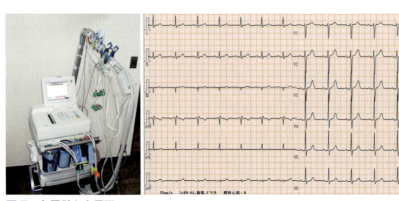

図7　心電計と心電図

1章 現代病

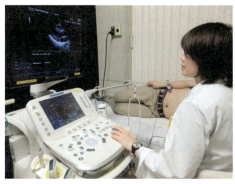
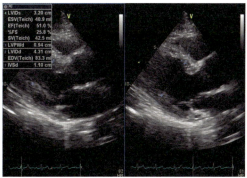

図8　心エコー検査室と心エコー図（傍胸骨長軸像）

3）冠動脈CT

経静脈的に造影剤を注入して，冠動脈の狭窄を検出する（図9）。最近では320列のMDCT（multi-detector row computed tomography）（図10）の使用により解像度が向上している。冠動脈造影検査と異なり非侵襲的である点や，冠動脈の内腔だけでなく血管壁の情報が得られることが利点である。

4）心臓カテーテル検査・冠動脈造影検査（coronary angiography：CAG）

カテーテルという細い管を，手首や鼠径部の動脈または静脈から心臓の中まで挿入し，心臓の内圧を測定したり，造影剤を使用して冠動脈の状態をみたり，心臓の動きを観察する検査である（図11，図12）。

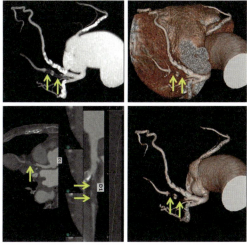

図9　冠動脈CT検査所見
左冠動脈（第1対角枝）に高度の狭窄が認められる（矢印）

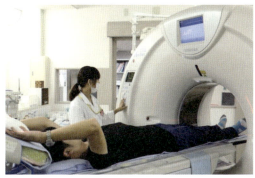

図10　320列MDCT（Aquilion® ONE）

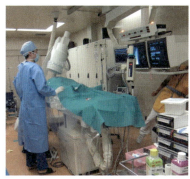

図11　心臓カテーテル検査室

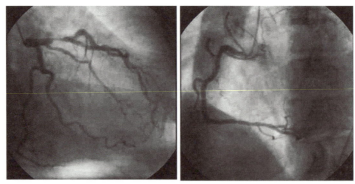

図12 冠動脈造影(左:左冠動脈,右:右冠動脈)
左冠動脈の前下行枝に高度の狭窄が認められる

5) 血管内エコー(intravascular ultrasound imaging:IVUS)・光干渉断層法(optical coherence tomography:OCT)

　冠動脈に挿入したカテーテルの先端から超音波を発して血管の断層像を描出する血管内エコー,および同様に冠動脈に挿入したカテーテルの先端から近赤外線を発して血管の断層像を描出する光干渉断層法が普及している。これらの検査では不安定プラークの識別が可能であり,治療方針の選択に役立つ(**図13**)。

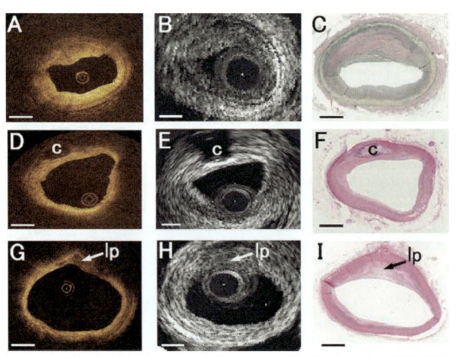

図13 血管内エコー(A, D, G)および光干渉断層法(B, E, H)所見と,冠動脈組織像(C, F, I)との対比
A, B, Cでは線維性組織,D, E, Fでは石灰化病変(c),G, H, Iでは脂質を多く含んだ粥状プラーク(lp)が描出されている
(Am J Cadiol 2006;97:1172-5 より)

1章　現代病

6）経皮的冠動脈形成術（percutaneous coronary intervention：PCI）・ステント

冠動脈の狭くなった部分を広げ，再び血管内に血液が流れるようにする治療である。風船状のバルーンをつけたカテーテルを狭窄部分に通し，バルーンを膨らませて押し広げる（図14）。ステントは金属の合金やステンレスでできている。血管の内側に挿入して，バルーンで十分に広げて血管の狭窄を防ぐ。

ⅰ）薬剤溶出性ステント（drug-eluting stent：DES）

再狭窄を防止する薬をステントに塗布して，ここからゆっくりと薬を溶出させる。薬として免疫抑制薬のシロリムスやエベロリムス，抗がん薬のパクリタキセルを使うものが次々に開発されており（それぞれ商品名 CYPHER®，XIENCE®，TAXUS®）（図15），細胞の増殖を抑えることにより再狭窄を防止する効果がある。

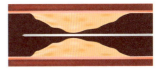
①狭窄部にガイドワイヤーを挿入

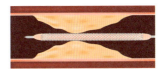
②ステントを装着したバルーンカテーテルを狭窄部に誘導

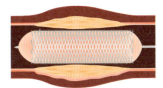
③バルーンを拡張

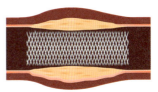
④バルーンカテーテルを抜去

図14　ステントと挿入模式図
（Shutterstock.com）

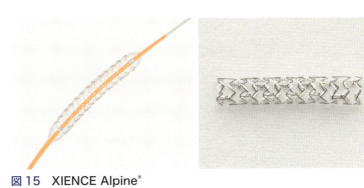

図15　XIENCE Alpine®
左：バルーンカテーテルに装着された状態，右：ステント部分
（画像提供アボットバスキュラージャパン株式会社）

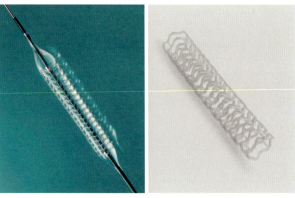

図 16 Absorb GT1®
左:バルーンカテーテルに装着された状態,右:ステント部分
(画像提供アボットバスキュラージャパン株式会社)

ⅱ)生体吸収型ステント(bioresorbable scaffolds:BRS)

　ステント自体が自然吸収される生体吸収性スキャフォールドは,1990年代後半,ヒト冠動脈で使用されるまでに技術的進化を遂げた。現在では,欧州を中心に高分子化合物(ポリ乳酸)で構成される生体吸収型ステントが実際に臨床で使用されており,2016年7月にはFDAが承認している(商品名 Absorb®)(図16)。

4 超音波技術

一郎さんは胸が重苦しく冷や汗をかいています。近くの病院に運ばれた一郎さんは，心電図と心エコーの検査を受けました。検査結果を見た医師は，「狭心症だと思うので大きな病院で治療を受けるように」と，一郎さんを高槻医科大学附属病院に救急搬送しました。

[関連トピック] 超音波検査，エコー（「3 生活習慣病」p30），骨密度（「13 骨粗鬆症」p102）

　医学分野における超音波技術としてすぐに思い浮かぶのは「超音波診断装置」であろう。メスを使わずに体内を非侵襲に可視化する装置であり，「音」を利用して体内をみるため，各種波長の電磁波を利用した手法と比較して安全であるとされている。また，価格面でもメリットは大きい。超音波診断装置は，工学系におけるさまざまな最新技術を融合して成り立っており，工学的な専門知識をもつ各分野の専門家であっても，この装置の原理やしくみを断片的に理解しているにすぎない。本項では，専門以外の人も超音波技術の基礎が理解できるようになることを目指し，数学的な表現を極力避け，視覚的に超音波の諸性質や応用例を紹介する。物理を専門とする研究者は，医学や薬学の知識に乏しいため，自ら医薬系技術の提案を行うことは困難である。そこで，本項を通して，超音波技術の基礎を理解した医薬系の人たちが，将来，理工系の技術者や研究者へ"提案"できるようになることを願っている。

4-1 超音波の諸性質

　超音波は，弾性（硬さ，柔らかさを表す）をもつ媒質である気体，液体，固体中を伝搬する。ただし，可聴音と比べて周波数が高いため，気体中では簡単に減衰してしまう。車用の障害物センサーには，数十kHz〜数百kHz（kは10^3）程度の周波数の超音波が用いられている。一方超音波診断装置に用いられる周波数は数MHz（Mは10^6）である。超音波を媒質に照射すると，媒質に対して容易に大きな加速度を与えることができる。同じ変位（媒質が超音波振動で揺れる際の位置変化）でも，周波数が異なると周波数の二乗に比例した加速度が加わる。これは，超音波によって媒質に大きなエネルギーが与えられることにつながる。波の波長は，診断装置として"物を見る"ときの重要なパラメーターであり，短ければ短いほど小さなものを見ることができる。「波長＝速度/周波数」の関係があるため，伝搬速度が電磁波と比べて非常に遅い超音波では，周波数が低くても短い波長が得られる。診断装置は，媒質によって音速が大きく異なる性質を利用している。また，超音波は直進性に優れている（指向性が鋭い）ため，広がらずにまっすぐ進み，物にあたるとはね返ってくる。こ

表1 媒質ごとの音速,密度,音響インピーダンス

媒質	速度(m/s)	密度(kg/m^3)	音響インピーダンス (10^{3}kg/m^2/s)
空気(20℃)	344	1.29	0.37
水(20℃)	1480	1000	1480
脂肪	1460〜1470	920	1340〜1350
肝臓	1535〜1580	1060	1620〜1675
筋肉	1545〜1630	1070	1653〜1740
骨	2730〜4100	1380〜1810	3770〜7420

れも診断装置に利用するには重要な性質である。

　超音波は光と同様,物にあたると反射や透過を起こす。その割合は伝搬媒質と物の音響的な性質で決まる。密度と音速をかけた値を音響インピーダンスとよび,超音波の音圧比で定義される音圧反射率を大きく左右する。たとえば,超音波が水中を伝搬し,垂直に金属鉄板にあたった場合,反射率は94%であり,鉄内部へ透過する超音波は6%程度である。超音波診断装置は,この音響インピーダンスの差を利用して反射した超音波の強さを画像化している。**表1**のように,生体組織ごとに音速や密度が異なるため,音響インピーダンスも異なる。差が大きければ音にとって異なるものと判断できるが,小さければ反射が少なく,検出が困難となる。また,超音波の重要な性質の1つに減衰がある。超音波が伝搬しながら,音圧が徐々に小さくなる現象である。減衰には,超音波が幾何学的に広がることによるもの,媒質にパワーが吸収されるために起こるもの,散乱によるものがある。超音波の周波数が高いほど小さなものを判別できるが,減衰も大きくなるため,あまり長い距離を伝搬できなくなる。以上の要素を考慮して,利用する超音波周波数が決定される。

　超音波は光と同様に媒質の境界面で屈折を起こす。その屈折角は,それぞれの媒質の音速で決定される。液体中では,振動方向と伝搬方向が平行な縦波しか存在しない。しかし,固体中では振動方向と伝搬方向が垂直な横波が存在するため,固体中では2つの屈折を考えなければならない。一般的に,超音波診断装置では縦波を利用して生体内を画像化するが,近年では横波を利用したずり弾性率の画像化が注目を集めている。

　水中に強い超音波を照射すると,多数の微小な気泡であるキャビテーションが生じる。超音波の周期に同期して膨張・収縮を繰り返し,収縮時には気泡内が数百から数千気圧の極限状態に達する。このホットスポットを利用することにより,さまざまな化学反応や酸化剤の生成,固体の破壊等が可能となる。超音波治療装置によってはこの現象を利用しているものもある。

　超音波は意外と力持ちである。空気中の定在波を利用すると,発泡スチロールや水滴程度のものなら浮かすことができる。これは薬の非接触移動に役立つ可能性がある。

1章 現代病

4-2 超音波の可視化

　超音波の波動としての性質を理解するためには，その伝搬の様子を目で見ることがもっとも簡単である。そこで，水中を伝搬する超音波を，光を使って可視化する技術を紹介する。水中の超音波の可視化は，水中の周期的粗密である超音波によって回折した光（本来の光路から外れた光）だけを，カメラで観察することにより可能となる。陽炎が見える理由と似ている。水中の音速は 1500 m/s であるため，通常は高速度カメラを用いても観察は困難である。しかし，超音波の励起とストロボ発光を同期させることによって，通常のビデオカメラや肉眼でも観察ができるようになる。可視化装置では，1秒間に60回超音波を励起し，それに同期して発光を行っている。超音波の励起のタイミングよりほんの少しだけ発光を遅らせると，少しだけ伝搬し"静止した"状態の超音波が観察できる。この遅延時間を連続的に増加させていくと，超音波がスローモーションで進む様子が観察できる。

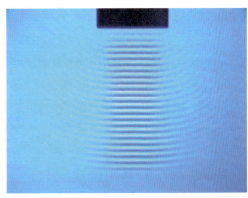

図1　水中を伝搬する周波数1 MHz の超音波

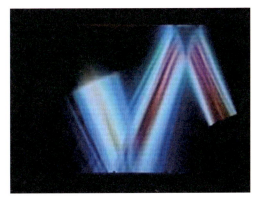

図2　周波数10 MHz の超音波の液面と金属板での反射

　周波数1 MHz 程度の超音波であれば，波面まで観察できる（**図1**）。周波数が10 MHz になると波面観察は困難であるが，音線（光の束のようなもの）として見ることができる（**図2**）。超音波の可視化ビデオを見ると，超音波の指向性が鋭いことや反射の法則を守ることが容易に理解できる。

4-3 超音波の応用例

　超音波は前述のとおり，さまざまな性質をもっている。工業的に応用されている性質としてはおもに3つがあげられる。①もっとも多いのが波動としての利用である。車の障害物センサー，魚群探知機，超音波診断装置などがあげられ，これらは超音波の反射や減衰といった波動としての性質を利用している。②2つめはエネルギーとしての性質であり，超音波の特徴である大きな加速度を積極的に利用している。医療分野であれば，生体組織の温度を超

音波エネルギーで上昇させるハイパーサーミア（温熱療法）や，超音波を用いたメスなどがあげられる。③化学的作用を及ぼす性質では，超音波キャビテーションを利用する例が多い。高分子の分解・合成，乳化，微粒子化，メッキ，洗浄などへの利用があげられる。キャビテーションは古くから利用されてきたが，近年は超音波治療装置への応用研究もさかんであり，現在超音波領域でもっとも研究や応用が活発な分野である。

　生活するうえで気づきにくいが身近な応用例として，電子デバイスがあげられる。クォーツ時計は水晶振動子の超音波振動を利用している例として歴史あるものである。また，電子デバイスに搭載されている周波数フィルタ等はデバイスに不可欠なものである。

4-4　超音波の発生と検出

　材料から超音波を発生させるためには，材料を高い周波数で振動させることが必要である。振動させるためには，高い周波数の電界または磁界を材料に印加する。電界を印加されたときに振動する物質を圧電材料，磁界を印加されたときに振動する物質を磁歪材料とよぶ。圧電材料には，圧電結晶，圧電高分子および圧電セラミックスがある。結晶系の材料で有名なのが水晶である。圧電結晶は，形状で決まる共振周波数以外はほとんど超音波を発振しない特徴がある。圧電高分子は超音波の発生効率は良くないが，ある程度周波数を変化させることができる。また，柔らかいため，任意の形状やサイズに変形することも可能である。圧電セラミックスは超音波の発生効率が良く，また鋳物のため任意の形状に成型できる。ただしもっとも効率が優れており，さまざまな場面で利用されているジルコン・チタン鉛（PZT）は，鉛を含んでいるため他の材料の開発がまたれている。磁歪材料は，非常に大きな振動変位が必要なときによく用いられる。電極を施し電界を印加する圧電材料とは異なり，磁歪材料の場合はコイルを用いて磁界を印加するため，一般的にスペースを要する。

　超音波を発生させる材料として圧電材料（または圧電体）を数種類紹介した。一方，超音波を受信（検出）するのも同じ材料であり，1つの材料で発生と検出の両方を行う。超音波を発生させる性質が圧電逆効果，検出する性質が圧電正効果であり，あわせて圧電性とよばれる。図3のように，①圧電体（ここでは円板）に静的な電界（直流電圧）を印加すると，②圧電体に歪が発生する。交流の電界を印加すれば，それと同じ周波数の歪（振動）が現れる。さらに，厚みを調整し，共振周波数の電界を印加すれば，大きな（直流電界の場合の何

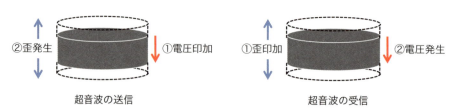

図3　超音波の送信/受信を可能にする圧電性

倍もの）振動変位（超音波発生）が得られる。逆に，①静的な歪みを圧電体に加えると，②電界（直流電圧）が生じる。共振周波数の振動（超音波）を圧電体に与えると，大きな交流電圧が得られる。したがって，圧電体は超音波の発生・検出を1つでこなす優れものであるが，共振周波数で使用することが前提である。これら圧電体を用途に適した形状にし，パッケージ化したものを超音波振動子や超音波プローブとよぶ。とくに医療用の場合は"プローブ"というよびかたが一般的である。

4-5　医療診断装置

　一般的な超音波診断装置は，Aモード，Bモード，Mモードの3つに大別できる。その他に血流や臓器の動く速度をカラー画像化するドップラ法や，造影剤等を利用する手法があるが，ここでは基本的な手法を紹介する。Aモードは，超音波プローブ（探触子）を体表に固定して体内へ超音波を照射し，臓器や組織から反射した反射波（エコー）の大きさを検波して観察する手法である（図4）。モニター上には，横軸に時間（プローブにエコーが戻ってくるまでの時間＝体表からの深さに相当），縦軸にエコーの大きさが表示される。このAモードを基本として，プローブを体表に沿って走査（一定方向に動かす）し，2次元像として観察するのがBモードである（図5）。検波信号を輝度変調（黒色→灰色→白色）して画像化する。一般的に，白く見える場所は大きくエコーが返ってきた個所であるため，臓器等

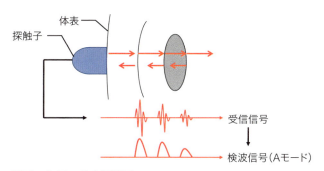

図4　Aモードの概略図

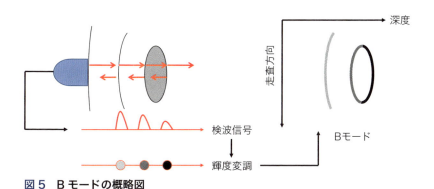

図5　Bモードの概略図

の境界であることが多い。プローブを機械的に走査することは困難であるため,超音波ビーム自体を走査する手法がとられている(詳細については後述)。

　超音波診断装置のなかで,臓器の動的な機能を観察するために用いられる手法がMモードである(図6)。Aモードを基本とし,その検波信号を輝度変調する。Bモードのように走査は行わず,反射エコーの大きさと検出した時間(深さ方向)をリアルタイムで観察する。こうすると,臓器の深さ方向の動きが時間とともにどのように変化しているかが観察できる。モニターには,縦軸に反射エコーの検出時間(体表からの深さに相当)をエコーの大きさによってグレースケールで表示し,その輝度を一定時間表示する。

　超音波診断装置の開発は工学分野の一領域だけで成立するものではなく,物理学,化学,電気電子工学,情報工学,機械工学等の領域が力をあわせて行っている。もちろん,使う側である医学の寄与も不可欠である。胎児用のエコーなどでは,3次元で観察できる手法により生体内を透かして見るかのような画像取得が可能となった。ただし,超音波の画像の特徴として,光学的な画像と異なり弾性的な特徴(硬さや軟らかさ)を反映している点がもっとも重要である。

　多くの超音波診断装置は,超音波を走査して大きな面積または体積の情報を画像化している。この操作を機械的に行うのは困難である。図7に示すように,ほとんどのプローブでは,1つの圧電体ではなく非常に多く(数十,数百)の圧電体をアレイ状に配置し,1つ1つが超音波の送受信を行うことによって多くの面積の情報を得ている。リニアアレイで

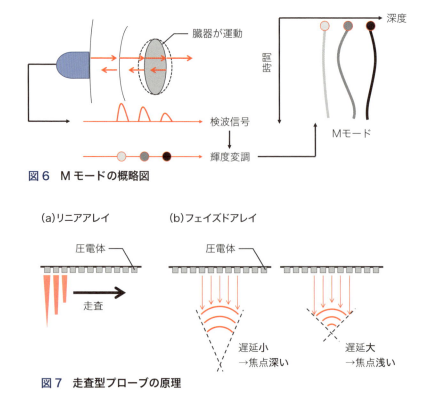

図6　Mモードの概略図

図7　走査型プローブの原理

は，ある深さで焦点を結ぶような形状の数十の圧電体を1次元に配置し（1列に並べ），超音波の送受信を順番に行いながら走査する（機械的に動かしているわけではない）（図7(a)）。超音波を集束させることにより，虫眼鏡で観察するように細かいところまでみることができる。一方フェイズドアレイは，各圧電体の超音波発振に任意の遅延時間を与え，任意の深さで焦点を結ぶ超音波パルスを形成するもので（図7(b)），これらをリニアアレイと同様に時間的に走査させる。観察対象のどこにでも超音波の焦点を合わせることができる優れた手法である。コンベックス型プローブは放射状に超音波を発振するため，より多くの面積（または体積）を一度に観察することができる。観察する対象により適切な周波数がある。

　超音波の特性をよく生かした診断装置が骨粗鬆症診断装置である。骨粗鬆症の防止や程度を調べるためには骨密度を測定する。骨密度の測定では，DXA法やMD法といったX線を使った手法が一般的であり，とくにDXA法では，全身のほとんどの骨を計測することができ，腰椎や大腿骨近位部等の重要な骨密度を正確に測定できる。しかし，集団検診のように時間や場所に制限がある場合には，X線を用いた方法は不向きとされている。その点，超音波法は全身の骨密度を計測するわけではないが，かかとの骨の音速と減衰から骨密度を判定することができ，安価で手軽である。

　医療に用いる装置，たとえば診断装置では，使用者は医師である。そのため，工学系の技術者は医師の判断が容易になるよう装置を改良すべきである。工学系にとっての画像の見やすさは分解能（どれだけ細かいものが見えるか）であるが，医師にとっての診やすさは単純に分解能ではない。また，患者に使用する観点から，短時間，低負担，低予算等が実現されたシステムが必要となる。

4-6　超音波治療

　超音波による治療では，患部に局所的な高周波振動を起こすことにより熱を発生させ，それを利用して組織の変質を行うことが多い。凹面の超音波振動子を利用することにより，その焦点だけで発熱させることが可能である。超音波が通過する正常組織は，焦点以外に位置していれば発熱することはない。HIFU（ハイフ：高密度焦点式超音波）とよばれる治療装置が一般的であるが，鼓動や呼吸等により移動する患部には適していない。

　照射は，治療すべき個所を超音波診断装置で確認しながら行う。また，MRIで病巣を確認しながら治療を行うMRガイド下集束超音波手術（MRgFUS）もあり，おもに乳がん，子宮筋腫等に適用されている。近頃は，美容外科において皮下脂肪除去を目的とした使用も多くみられる。これらの超音波を利用した治療装置は，病巣や正常組織に電磁波ではなく音響（超音波振動）エネルギーを与えるため，焦点以外の組織には害がないとされている。ただし，音響インピーダンスが大きく異なる骨などの組織を通しての照射は困難であり，これは超音波診断装置にもあてはまる。

音響エネルギーを局所的に高密度で照射する手法と異なり，患部を長時間かけてよりマイルドに加熱する手法がハイパーサーミア（温熱療法）である。ハイパーサーミアでは，HIFUのように90℃以上に加熱するのではなく，体温より数度から数十度程度高い温度を利用する。加熱方法として遠赤外線やマイクロ波を用いる方法があるが，超音波のほうが局所的に患部を温めることができる。炎症や癒着等の病変部位を40〜43℃に加温することによって薬の効果を高め，疼痛緩和等の症状コントロールを行うことができる。また，悪性腫瘍は血流が少なく酸性のため温度感受性が高いことから，腫瘍だけを死滅させることができる。

　超音波振動を利用したメスでは，超音波振動するメス先端が組織を弾性限界以上に伸展するため，切開のための往復運動がほとんど不要である。また，熱を発生するため，血管等の蛋白質を変性させ出血が少ない利点もある。動物病院において多用されている。

4-7　超音波キャビテーション

　ソノケミストリーは，超音波の波動としての性質を利用する効果とは異なり，超音波が液体中に多数の気泡を作り出すことによる2次的な効果を利用するものである。液体中の多数の気泡（キャビテーション）が超音波によって周期的に膨張・収縮を繰り返すことにより，局所的な高温・高圧場が生まれる。圧潰前の気泡の温度は数千度，圧力は数百気圧に達するといわれている。この場（ホットスポット）は，化学的な効果（熱分解，ラジカル生成等）と力学的な効果（高速流動，ずり応力，衝撃波等）をあわせもち，さまざまな分野で応用されている（図8(a)）。超音波キャビテーションが起こっている液体を，暗室内で長時間露光してカメラ撮影を行うと，白く発光している様子が観察できる（図8(b)）。血液反応に利用するルミノールを添加すると，肉眼でもその発光を確認できる。数千度になる時間はきわめて短いため（10^{-9}秒），手を入れても火傷することはないが，アルミホイルなどの薄い金属箔を入れると，たちまちキャビテーションによって穴だらけになってしまう。

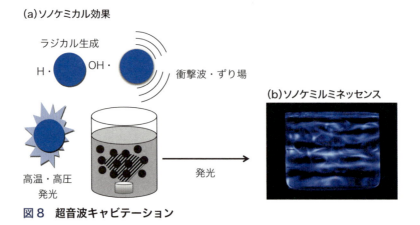

図8　超音波キャビテーション

ソノケミストリーを利用することにより，コストがかかる手法を用いた反応が安価で行えるようになる可能性がある。キャビテーションが潰れるときの高速流動やずり応力は，メガネや基盤等の超音波洗浄に利用できる。また，OHラジカルと衝撃波による殺菌効果は，大腸菌，黄色ブドウ球菌やサルモネラ菌等にも有効である。熱分解やOHラジカルによる酸化を利用すれば，有機物質の分解も行うことができる。化学的な物質を用いなくても洗浄，殺菌や分解を行えるため，超音波キャビテーションが発生している水は機能水ともいえ，植物から医薬成分を抽出したり，藻類から脂質等を抽出したりする工程にも利用されている。

4-8 おわりに

「音」である超音波を利用した診断や治療法は，電磁波を利用した手法と比べて安全であり，価格面でもメリットは大きい。物理を専門とする研究者は医学や薬学の知識に乏しいため，自ら医薬系技術の提案を行うことは困難であるが，超音波技術の基礎を理解した医学・薬学・看護学系の学生が理工系の技術者や研究者へ"提案"することは，比較的簡単であると思われる。理工系の知識の有無に関わらず，「こんなことで困っている」，「こんなことはできないか？」，「ここをもっと良くできないか？」などの多くの声は，理工系の"物づくり"を刺激するはずである。もちろん，理工系の技術者や研究者も医学・薬学・看護学との接点を増やし，興味をもって勉強することが重要である。

5 「柔らかい」医療材料

循環器内科に入院した一郎さんは，すぐに心臓カテーテル検査を受けることになりました。家族は医師から，「心臓を養う冠動脈が狭くなっている部分を調べ，その結果によって治療法を決めましょう」と言われました。検査の結果，冠動脈の一部がはっきりと狭くなっていることがわかりました。一郎さんは，血管の中にステントを入れる冠動脈形成術という治療を受けることになりました。

[関連トピック] 生体吸収型ステント（「3 生活習慣病」p34），細胞の足場（「6 組織工学，再生医療」p49），金属系バイオマテリアル（「14 硬い医療材料」p104）

人間の大きな願望のうちの1つは，健康な一生を送ることである。健康であれば普段の生活に不自由を感じることはない。しかし，病気にかかったり怪我をしたりすることは誰しも避けようがなく，場合によっては生活に不自由が生じる。障害が起きたとき，軽度であれば自然治癒し，多少であれば手術や薬による一般的な治療で日常生活は元に戻る。しかし，一般的な医薬の力で手に負えない場合，人工臓器や再生医療といった新たな治療法を選択しなくてはならない。ここでは，そうした新たな治療法に必要不可欠なバイオマテリアル，なかでも「柔らかい」医療材料である高分子バイオマテリアルにスポットをあてる。

5-1 バイオマテリアルの定義と種類

バイオマテリアルとは，医学や歯学の分野において，おもに生体内で細胞やタンパク質などの生体成分や細菌・ウイルスと「接触」して用いる，生体適合性に優れた材料および材料設計を指す。人工臓器のような体内に「埋め込む」ものだけではなく「接触」するものもバイオマテリアルと定義できるため，広義に解釈すれば化粧品もバイオマテリアルといえる。バイオマテリアルに使用可能な材料は，金属材料，セラミックス材料，高分子材料に分類される。

a. 金属材料

金属材料を生体で用いる場合は，腐食しないことが大前提である。歴史的には，金，銀，白金などの貴金属が歯や骨などの硬組織や手術道具に利用されていた。現在はチタン，チタン合金，ニッケルチタン合金の研究が盛んに行われている。バイオマテリアルとしての金属材料の課題は，生体組織と同じようなしなやかさ（強度）をもたせることである。ステントや歯科用材料は金属を用いたバイオマテリアルの代表例である。

b. セラミックス材料

セラミックス材料とは簡単にいえば陶磁器やタイル，ガラスのようなものであり，化学的には金属酸化物（金属と酸素が規則正しく結合したもの）の焼結体である。代表例として歯磨きに含まれるハイドロキシアパタイトがあげられる。これはカルシウムとリン酸からできており，歯や骨の主成分で生体と親和性が高い。アルミナも同様に金属酸化物であり，骨と親和性が高く生体内において安定に存在する。

5-2　高分子とは何か

　高分子は，おもにゴム，プラスチック，繊維などのもととなる合成高分子（化学的に作ったもの）と，タンパク質，多糖類（セルロースなど），核酸（DNA，RNA），生ゴムなどの天然高分子（人体の中や動植物の主成分として存在するもの）に分かれる。合成高分子では分子の形（モノマーやモノマーの組み合わせ）を変えることによって，柔らかい，伸びる，硬くて脆いなどいろいろな性質を導き出すことができる。

a. 高分子の分子量と性質

　モノマー分子に重合開始剤を加えることによって，分子を長くつなげること（重合）ができる。モノマーのつながった長さにより低分子と高分子に分けられ，明確な区分はないものの数千から数万とつながったものが高分子に相当する。高分子には「連鎖重合」と「非連鎖重合」という2つの重合方法がある。重合方法の違いが分子の構造の違いとなり，それが高分子の物理的・化学的な性質の違いを生む。

　分子が短いということは，それだけ分子が動きやすくなることを意味する。小さい分子（低分子）からは，自由に形を変えられる液体に近い材料を設計することができる。逆に分子が長くなると運動が制御される。つまり，分子の長いものでは粘性や弾性が上がることから，形ある材料を設計することが可能となる（図1）。このように，高分子は設計次第でいかようにも変化させ，新たな材料を作ることができる。

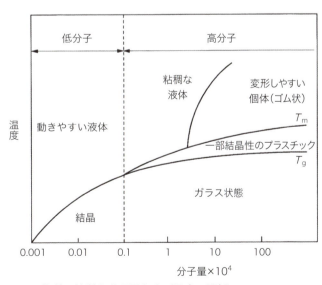

図1　物質の性質と分子量および温度の関係
（蒲池幹治．高分子化学入門～高分子の面白さはどこからくるか～．エヌ・ティー・エス（2003）p19 より）

b. 身の回りの高分子とバイオマテリアル

　前述のように高分子には多様な性質をもたせることができるため，身の回りに使われている高分子のなかには，分子量を変えたり可塑剤（高分子を柔らかくする物質）などの添加剤を加えたりすることにより，同じ組成とは思えない別々のものができあがっている例がある．たとえば，チューイングガムは木工用ボンド®と同じ材料（高分子）に香料や軟化剤を加えて食用にしたもので，分子構造はまったく同じである．バイオマテリアルは，高分子，セラミックス，金属材料をはじめ多くの関連技術の進歩により支えられてきた．現在では，バイオマテリアルや人工臓器のない医療現場は考えられない．**表1**に汎用高分子とバイオマテリアルの例を示す．

表1　汎用高分子とバイオマテリアルの例

高分子名（略称）	構造式・結合様式	汎用材料	バイオマテリアル
ポリメタクリル酸メチル（PMMA）	$-(CH_2-C(CH_3)(COOCH_3))-_n$	コンビニエンスストアの看板，アクリル板，光ファイバー	コンタクトレンズ，歯科用コンポジット材料
テトラフルオロエチレン（PTFE）	$-(CF_2-CF_2)-_n$	フライパンのテフロン加工，GORE TEX®	人工血管
ポリエチレン（PE）	$-(CH_2-CH_2)-_n$	スーパーの買い物袋，フィルムケース，ストロー	人工関節臼蓋
ポリプロピレン（PP）	$-(CH_2-CH(CH_3))-_n$	プラスチック容器（タッパーウェア®）	注射器（ディスポーザブル）
ポリ塩化ビニル（PVC）	$-(CH_2-CH(Cl))-_n$	水道用パイプ，デスクマット，農業用ビニールハウス	輸血バッグ，血液バッグ
シリコン	$-(O-Si(CH_3)_2)-_n$	シリコンオイル，パッキン	カテーテル，粘着剤，潤滑剤
ポリエチレンテレフタラート（PET）*	$-(O-CH_2-CH_2-O-CO-C_6H_4-CO)-_n$	PETボトル，ポリエステルの衣類（加工の違い）	人工血管
ポリウレタン	$-NH-C(=O)-O-$ 上記の結合をもつ高分子の総称	自動車部品（バンパー，ダッシュボード）	人工心臓，人工血管

*ポリエステル（$-O-C(=O)-$ の結合をもつ高分子の総称）に分類

c. 生分解性高分子とバイオマテリアル

　先にあげた高分子は，現在医療現場で広く用いられており，体内に入った後はそのままの形を保ち続ける．では，時間がたつと分解吸収され，体内に入れても害のない高分子はないのだろうか．実はすでに設計されており，生分解性高分子とよばれている．時間がたつと加水分解されることから環境問題にも適した材料と考えられ（土壌中の微生物が分解する），医療現場をはじめとした多様な産業で用いられている．

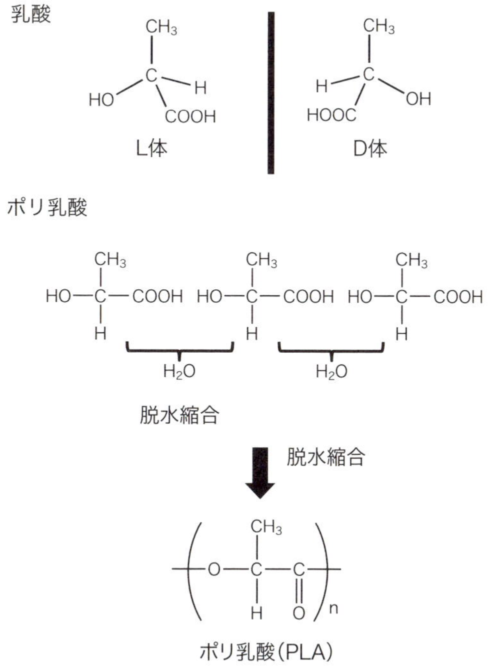

1章 現代病

生分解性高分子の1つに，乳酸がたくさんつながった高分子がある。乳酸は，ヨーグルトなどの食品をはじめ人間の体内にすでにある低分子で，体内に入っても無害である。乳酸が長くつながった高分子はポリ乳酸（PLA）とよばれ，乳酸の分子間で脱水縮合（分子間から水分子が離脱する）を起こすことによりできる（**図2**）。工業的にはラクチドの開環重合により得ることができる。ポリ乳酸は生体内で加水分解される（生体内分解吸収性がある）ため，人体に無害であり再生医療用材料として適している。分子量が小さければ簡単に分解され，長期間にわたり形を保つことはできないが，分子量を大きくすることによって医療用材料に応用することができるようになった。現在医療現場で使用されている，骨をつなぐピンやネジ，手術用の糸などが生分解性の材料となれば，取り出すための再手術や抜糸が不要になる。

図2　乳酸とポリ乳酸

さて，PLAと前述のポリエチレンテレフタラート（PET）は，どちらもエステル結合をもっておりポリエステルに分類される（**表1**）。しかし，決定的に違うのはその分解スピードである。PETは分子構造のなかにベンゼン環をもつ。ベンゼン環は疎水性が高く水を寄せつけず，さらには分子間で強い相互作用を示すため分解が進まない。飲料ボトルにPETが多用されるのはこうした理由からである。PLAはPETと比較してベンゼン環のような疎水性構造をもたないため，容易に加水分解される。

では，なぜPLAは安全なのだろうか。PLAは，もとを辿れば人間が食べるトウモロコシからできている。まずトウモロコシからデンプンを抽出し，それを加水分解してブドウ糖を得る。得たブドウ糖を乳酸発酵させて乳酸を作り，できた乳酸を長くつないでPLAを作る。PLAは最終的に水と二酸化炭素に分解され，それらがまた光合成によりデンプンになる。そのようなリサイクルの形をとることができるため，PLAは体内に入れても環境に戻しても安全といえるのである（**図3**）。

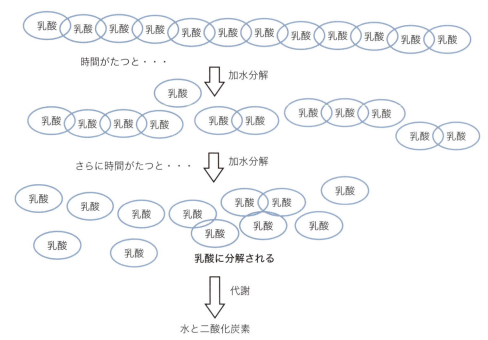

図3　ポリ乳酸の生分解性

【参考図書】
1. 北野博巳ら 編著．高分子の化学．三共出版（2008）
2. 西久保忠臣 編．ベーシックマスター 高分子化学．オーム社（2011）
3. 高分子学会 編．基礎高分子科学．東京化学同人（2006）
4. 伊勢典夫ら 著．新高分子化学序論．化学同人（1995）
5. 杉本直己 編著．エキスパート応用化学テキストシリーズ 生体分子化学 基礎から応用まで．講談社（2017）

6 組織工学，再生医療

一郎さんは冠動脈形成術治療後順調に回復し，退院しました。息子の太郎君はそれ以来，医療に少し関心をもつようになりました。冠動脈が完全に閉塞すると心筋が壊死し，心臓移植以外道がなくなることもあるそうです。日本の技術でなんとかならないのでしょうか。

[関連トピック] 生分解性高分子（「5 柔らかい医療材料」p46）

6-1 待ち望まれる再生医療

　現在，一般的な治療には，自然治癒，薬物治療，外科的治療，移植治療という選択肢がある。多少の熱や怪我ならそのまま放っておくこともあるが（自然治癒），回復力頼みであり治るスピードも遅いため，完治しない場合もある。少し病状が重ければ薬を飲んだり注射を打ったりするが（薬物治療），薬物の効果には限界がある。さらに必要があれば手術が行われるが（外科的治療），すべてが完治するわけではない。完治しなかった場合，人工臓器を用いる選択肢があるが，人工臓器には通常の組織や臓器に比べて機能不足や生体適合性の問題がある。図1に人工臓器の例を示す。現在使用されているペースメーカー，眼内レンズ，人工関節などのわずかな例を除けば，人工臓器は生体臓器よりはるかに劣っているが，人工透析器（人工腎臓），人工血管（血管拡張用ステント）などは患者にとってはかけがえのないものである。人工臓器は大量生産も可能なため，より一層の改良研究が強く望まれている。さらに重度の場合は臓器移植が行われる。しかし，高性能の免疫抑制剤が開発されているものの免疫拒絶が起こることやドナー不足など，臓器移植にも多くの問題が残っている。
　そこで，現在の臓器移植や人工臓器の欠点を補い，臓器や組織を再生・再構築し機能を回復させることのできる第3の治療法として，再生医療が現在盛んに研究されている。

6-2 再生医療の3要素

　細胞を用いる治療法には2つの形がある。1つは細胞の浮遊液を患者の体内に注入するだけの治療法で，細胞療法とよばれる。もう1つは細胞に足場を組み合わせて組織を再生する方法で，こちらが再生医療（組織工学：Tissue Engineering）である。
　再生医療を行うためには「細胞」，「細胞増殖因子」，「増殖の足場」という3つの要素が必要とされる。植物に例えるならば，細胞は種，細胞増殖因子は育つための肥料，増殖の足場は種が育つ土壌といえる。この3つが揃ってはじめて再生医療が達成できる。
　再生が完了するのは欠損部位のすべてが再生されたときである。必然的に埋め込んだ足

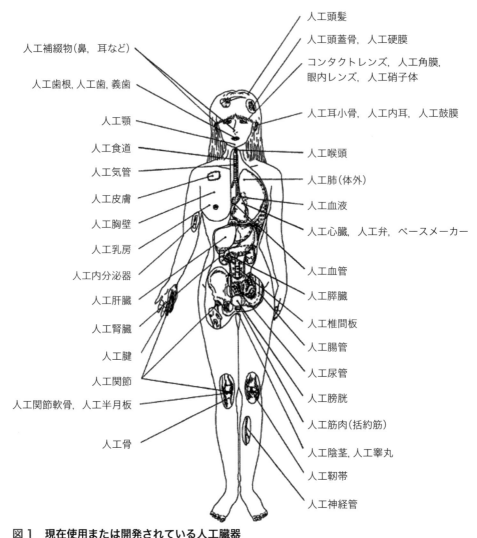

図1　現在使用または開発されている人工臓器
（筏義人．患者のための再生医療．米田出版（2006）p3より）

場は消えてなくなり，自然と体外に排出されていなければならない。この条件を満たす足場を作製するためには，ある程度の強度をもち，かつ一定の時間を置いて分解され，体内で吸収，排出される材料を用いる必要がある。そのため，前項で解説したポリ乳酸のような「生体内分解吸収性」をもつ高分子や，生体高分子であるゼラチンやコラーゲン，ペプチドを用いた材料から足場が作製される。

　再生は具体的にどのように行われるのだろうか。まず，事故や病気でできてしまった欠損部をもとに戻すために，細胞の住処となる足場を埋め込む。そこへ，いろいろな組織の細胞になる能力をもった細胞（幹細胞）を導入し，増殖因子（細胞が増える力や，特定の細胞に変化する力を与える物質）を加えると，細胞が足場のなかで3次元的に増えもとの形を再生する。

1章　現代病

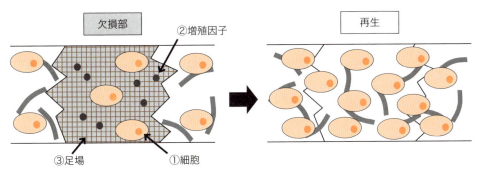

①細胞：いろいろな組織になる能力をもった細胞(幹細胞[stem cell])
②増殖因子：細胞が増える力を強くしたり，特定の細胞に変化する力を与える
③足場：細胞が生活する場所(細胞にとって衣食住の衣と住にあたるもの。酸素，栄養，血管が入りやすいように多孔質で，後に体に害がないように生体内分解吸収性があるもの。例：コラーゲンやゼラチンのスポンジ，ハイドロゲル)

図2　再生医療（組織工学）における組織再生の模式図

しかし培養細胞だけでは3次元的に増殖することはできず，また培地という液体の中で育っているため，支えるものがなければ欠損部から流れ出てしまう。また，増殖因子も水に溶けるため，そのまま欠損部に入れても流れ出るだけである。それを防ぐためにどのような足場が適しているかを考えなければならない。そこで考えられたのが，スポンジ状，ゲル状，不織布状の足場である。乾燥したスポンジ状の足場を増殖因子に漬けておけば，中にたっぷりと増殖因子を含むことができる。また，多孔質であるため細胞も注入しやすい。ゲル状の足場であれば，ゲル自体に増殖因子を混ぜ込むことができ，そこに細胞を入れて患部に注入することができる。いろいろな組織に変化できる幹細胞，養分と再生させる形があれば，おのずから再生することができる。これが再生医療の手法である（図2）。

6-3　再生医療の現状

　再生医療にはさまざまなパターンがある。たとえば，体の外で組織を作って埋め戻すという方法である。その代表が細胞シート工学とよばれるもので，患者自身の細胞を取り出し，それを用いて薄い細胞の膜（細胞シート）を作り，それらを積み重ね，体内の細胞の悪化した部分に貼りつけたり置きかえる治療を行う。細胞シートの下部には，接着タンパク質などを含む細胞外マトリックスが含まれている。細胞外マトリックスは細胞の機能発現のための足場としての役割を担い，患部に貼りつけるだけで生着するため，外科的な縫合を必要としない。現在，臨床において，心臓，網膜，血管など単純な組織に応用する研究がされており，大阪大学で心臓が，理化学研究所で網膜の再生が行われている。

　細胞シート工学には高分子の力が非常に役立っている。一般に，細胞はシャーレ内で培養し，増殖してシャーレ一面に広がった細胞をシャーレからはがすためにタンパク質分解酵素を使用する。しかし，そうすると並んでシート状になっていた細胞がバラバラになり，さ

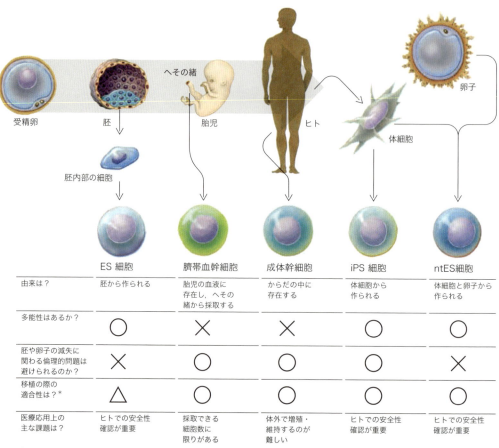

図3　再生能力をもつ細胞の種類と長所・短所
(京都大学iPS細胞研究所．幹細胞ハンドブック　からだの再生を担う細胞たち（第10版）．（独）科学技術振興機構　再生医療研究推進部（2014）p7（イラスト：奈良島知行）より)

らには細胞にとって都合のよいタンパク質（細胞外マトリックス）まで分解され役に立たなくなってしまう。そこで，温度によって高分子の鎖の形状が変化すること（温度応答性高分子）を使い，細胞をシート状のままはがす手法がとられている。細胞の培養は37℃で行うが，はがす際に温度を20℃まで下げることにより，高分子の鎖の形状が変化し，細胞をシート状のままはがすことができるというしくみである。こうしてたくさんの細胞シートを作製し，患部に貼りつけて再生を促している。

　患者の細胞以外には再生医療にはどのような細胞が用いられるのだろうか。再生医療に利用できる可能性のある細胞一覧を図3に示す。それぞれに長所・短所があることがわかる。現在，ES細胞やiPS細胞が発見され，再生医療に広く応用研究されている。ES細胞はembryonic stem cells（胚性幹細胞），iPS細胞はinduced pluripotent stem cells（人工多能性幹細胞）を意味し，すべての組織になることのできる細胞（幹細胞）であるが，それぞれの作製

方法はまったく異なる。ES細胞は人工授精で不要になった受精卵から作製する。しかし他人の細胞であるため免疫拒絶が生じるなどの問題があり，再生医療に対する大きな壁となっている。それに対し，iPS細胞は患者自身から採取した細胞から作製する。患者から採取した細胞に4つの「山中因子」とよばれる因子を添加すると，臓器になる前段階（胚盤胞）にまで細胞がリセットされる。これを培養して再生医療に用いる。免疫拒絶の問題がないため，ES細胞よりiPS細胞を用いた再生医療が実用化に向けて多く研究されている。

　iPS細胞はさまざまな臓器になるためのもとの細胞（幹細胞）である。これを，治療を要する臓器になるための細胞へと分化させ（分化誘導），できた細胞を移植するのが「細胞移植治療」である。また，製薬会社では新薬を開発する際，薬の作用機序，副作用の有無などを，iPS細胞から分化させた細胞を用いて調べる研究が盛んに行われている。このように，iPS細胞は再生医療分野だけでなく，創薬研究分野へも多く応用されている。

6-4　再生医療の展望

　加齢黄斑変性症という眼の疾患がある。日本では50歳以上の約1％にみられ，失明原因の第4位となっている。現在，iPS細胞を用いた再生医療でもっとも研究が進んでいるのが網膜再生であり，自己iPS細胞由来網膜色素上皮細胞シート（iPS-RPEシート）を網膜に移植する治療が臨床段階に入っている。それではなぜ，この研究が早く実用化できたのだろうか。

　まず，大きな臓器では細胞培養に多くの時間を要するが，眼の中の細胞であるため，培養する細胞の数が少なくてすむことがあげられる。また，網膜色素上皮細胞は褐色のため未分化細胞と区別しやすく，移植前に取り除くことができるという利点もある。そうした理由から眼のiPS細胞は早く実用化することができた。しかし，細胞数の少ない網膜でさえ，iPS-RPEシートの作製には8～10か月の長期間と膨大な費用を要する。大きな臓器ならばどれほどの期間がかかるのか。一刻も早い治療を要する患者には，まだまだ再生医療は適用できないのが現実である。

　iPS細胞を用いた再生医療は，マスコミでも大きく取り扱われることが多い。それを見た患者が，今すぐにでも治すことができるのではないか？と期待を抱くのは当然である。再生医療にはまだまだ越えなければならない山がいくつもあり，その道のりは決して平坦ではない。しかし，いつか医工薬の研究者の努力が実を結び，再生医療が日本において簡単に選択できる治療の1つになることを願ってやまない。

【参考図書】

1. 田畑泰彦 編著．再生医療の基礎シリーズ―生医学と工学の接点― 5 再生医療のためのバイオマテリアル．コロナ社（2016）
2. 岩田博夫ら 著．化学マスター講座 バイオマテリアル．丸善出版（2013）
3. 筏 義人 著．患者のための再生医療．米田出版（2006）
4. 石原一彦ら 著．バイオマテリアルサイエンス（第2版）―基礎から臨床まで―．東京化学同人（2018）
5. 岡野光夫 監修．バイオマテリアル その基礎と先端研究への展開．東京化学同人（2016）
6. 日本再生医療学会 監修．再生医療 用語ハンドブック．メディカルトリビューン（2015）
7. 山中伸弥ら 監修．幹細胞ハンドブック からだの再生を担う細胞たち（第10版）．（独）科学技術振興機構再生医療研究推進部（2014）

第 2 章　医薬品と医工薬連環科学
〜薬が効くしくみから製品開発まで

人類が地球上に誕生して以来，人はつねに病気と戦い，治療には身近にある植物などを利用してきました。天然物は太古から医薬品の貴重な資源であり，また，近年の医薬品開発においても，植物二次代謝産物や微生物代謝産物，海洋無脊椎動物代謝産物などの多種多様な化合物が利用されています．本章では，薬がどのように効果を発揮するのかといった基礎知識とともに，新薬の研究開発の流れとそれを支える技術について紹介します．

7　医薬品のシード

高槻康子さんは72歳。めぐみさんとともに，体の冷えなどの解消のため，「効き目が穏やかな漢方薬が良い」と言って漢方薬を常用しています。とても古くからある漢方薬ですが，新しい医薬品とどんなところが似ていて，どんなところが違うのでしょうか。そもそも，どのようにして医薬品は作られ，新薬はどのようなペースで開発されているのでしょうか。太郎君は薬剤師の叔父さんに尋ねてみました。

[関連トピック] 薬の開発（「10 薬が効くしくみ②：薬物動態学」p77, 「11 医薬品の吸収と製剤化技術」p87, 「12 医薬品の供給を担う工学」p95), 認知症治療薬（「15 認知症」p112）

7-1　新薬開発の流れ

　新薬の研究開発は，リード化合物の創製と最適化が図られる基礎研究から始まる（図1）。開発候補化合物が得られると，ヒトを対象として試験を行うために，その前段階として動物を用いた非臨床試験が実施される。非臨床試験には，毒性試験，薬理試験，薬物動態試験などがある。これを無事に通過した新薬候補化合物について，治験届が提出されて臨床試験が行われる。この段階での被験薬および対照薬は「治験薬」とよばれる。

　臨床試験は，通常第Ⅰ相試験（PhaseⅠ試験），第Ⅱ相試験（PhaseⅡ試験），第Ⅲ相試験（PhaseⅢ試験）からなる。第Ⅰ相試験は，少数の健常人に投与して安全性と薬物動態を知ることを目的とする。第Ⅱ相試験は，目的の疾患や適応症をもった少数の患者を対象とした試験で，用法・用量，有効性，安全性や薬物動態が検討される。第Ⅲ相試験では多数の患者を対象に，第Ⅱ相試験で得られた用法・用量での投薬が行われ，実際の治療に近い方法で，標準治療（対照薬）との比較試験により，治験薬の有効性と安全性，用法・用量，副作用や相互作用などが評価・検証される。

　第Ⅲ相試験において，比較された標準治療（対照薬）より優れた効果または同等の効果が得られた場合，データがまとめられ，厚生労働大臣に製造承認

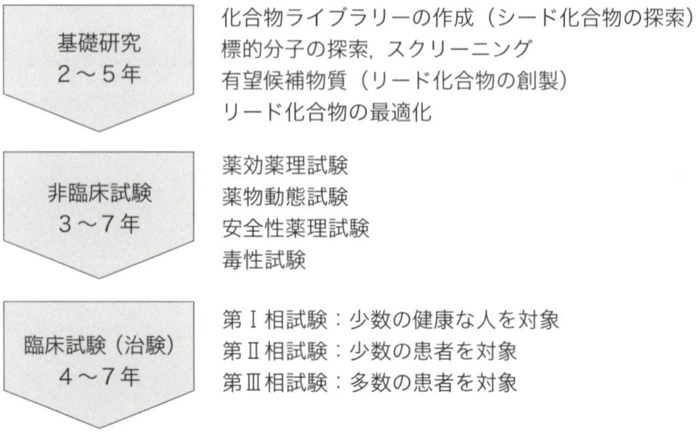

基礎研究 2～5年	化合物ライブラリーの作成（シード化合物の探索） 標的分子の探索，スクリーニング 有望候補物質（リード化合物の創製） リード化合物の最適化
非臨床試験 3～7年	薬効薬理試験 薬物動態試験 安全性薬理試験 毒性試験
臨床試験（治験） 4～7年	第Ⅰ相試験：少数の健康な人を対象 第Ⅱ相試験：少数の患者を対象 第Ⅲ相試験：多数の患者を対象

図1　新薬の研究開発（基礎研究～臨床試験）

申請が行われる（図2）。審査は独立行政法人医薬品医療機器総合機構（PMDA）で行われ，その後，薬事・食品衛生審議会で審議され承認される。市販後には，小児や妊婦なども含め多様な患者に投与されるほか，臨床試験のような短期間ではなく長期にわたり投与されることなどから，市販後調査（PhaseIV試験ともよばれる）が行われる。これは

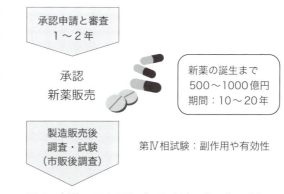

図2　新薬の研究開発（承認申請〜市販後調査）

製造販売業者により実施され，研究開発部門などへフィードバックされて改良や開発に生かされる。また，再審査や再評価，副作用報告なども行われる。

　以上のことから，1つの新薬を開発するには500〜1000億円の費用がかかるといわれており，その開発期間も10〜20年と非常に長期である。

7-2　医薬品の資源（天然物を中心に）

　これまでに市販されている医薬品の多くは，植物などの経験的利用を基盤に探索されてきた有機化合物である。一方，セレンディピティー（偶然と幸運による予想外の発見・発明）やランダムスクリーニングなどにより発見されてきたものも数多く存在する。さらに，近年では多くの受容体の構造や酵素の三次元構造が明らかとなり，スーパーコンピューターなどの支援によりリード化合物のデザインが行われるようになった。また，ゲノミクスやプロテオミクスの発展は標的タンパクの発見に大きく寄与し，医薬品開発は抗体医薬品などの高分子医薬品の開発へと変遷している。しかし，これまで100年以上ものあいだ医薬品の発展を支えてきた天然化合物にも，今なおその多様性から広く目が向けられている。つまり，天然有機化合物には，人やコンピューターが構築する以上に多種多様な化合物群が得られるという魅力があり，医薬品開発のカギを握る化合物ライブラリー（シード化合物）の多様性に貢献している。2015年，中国の天然物化学研究者である屠呦呦（Tu youyou）氏が，ヨモギの仲間のクソニンジン（*Artemisia annua*）に含有されているアルテミシニンから抗マラリア薬を開発したことが評価され，ノーベル医学生理学賞を受賞したことは記憶に新しい（図3）。

　また，近年アルツハイマー型認知症の治療薬（アセチルコリンエステラーゼ阻害薬）として開発されたガランタミン（レミニール®）は，スノードロップ（*Galanthus*属植物）や，日本で馴染みがあるヒガンバナ（*Lycoris radiata*）などに含有されている成分であり，身近に感じられるものである（図4）。ただし，認知症を改善する目的などでこれらの植物を食したり，煎じて服用してはならない。

さらに，抗がん薬の例として，タイヘイヨウイチイ（*Taxus brevifolia*）の含有成分であるパクリタキセル（タキソール®）が，卵巣がん，非小細胞肺がん，乳がん，胃がんなどの治療に用いられている。さらに，カンレンボク（*Camptotheca acuminata*）に含有されているカンプトテシンから誘導されたイリノテカンは，肺がんや大腸がんなどの化学療法薬として大変重要な医薬品である（図5）。

　このように，近年開発された医薬品にも多くの天然有機化合物が利用されている。また，植物だけでなく微生物や海洋生物の代謝物も医薬品の起源として大変重要であり，貴重なシード化合物資源である。

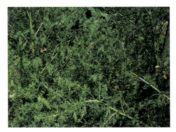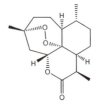

クソニンジン（*Artemisia annua*）　　アルテミシニン（Artemisinin）

図3　抗マラリア薬の開発につながったクソニンジンとアルテミシニン

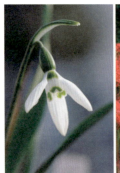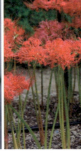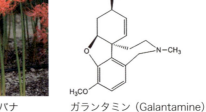

スノードロップ　　　ヒガンバナ　　　ガランタミン（Galantamine）

図4　認知症治療薬として用いられるガランタミンと，スノードロップ，ヒガンバナ

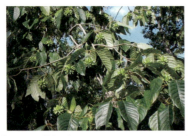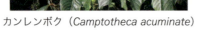

カンレンボク（*Camptotheca acuminate*）　　カンプトテシン　　　　　　イリノテカン

図5　抗がん薬の成分であるイリノテカン（カンプトテシン誘導体）と，カンレンボク

7-3　医薬品開発の歴史

　植物を中心とした天然資源の医薬品への利用は，紀元前から西洋，東洋の区別なくなされてきた。それらの記録は薬物書（本草学）として，ヨーロッパでは「ギリシャ本草」，中国では「神農本草経」に残されている。これらの書物は，長いあいだ薬物治療において主要な地位を占めていたと推測される。

　薬物治療には，当初は植物全体が用いられてきた。しかし医学が進歩する過程で，西洋では植物中にある特殊な成分が存在し，それが効果を発現しているという考えが誕生してくる。16世紀には，解熱鎮痛作用を示すセイヨウシロヤナギから，後にアスピリンの開発へとつながるサリシンが発見された。さらに19世紀には，アヘン（ケシ［*Papaver somniferum*］の未熟な果実から得られる乳液を凝固させたもの）からモルヒネが単離された（**図6**）。モルヒネは脳内のオピオイドμ受容体のアゴニストであり，強力な鎮痛作用をもつ反面，強い禁断症状も引き起こす。その臨床応用はおもに末期がん患者における疼痛緩和である。強い痛みやストレスを受けると，私達の生体内ではその苦痛を和らげる作用をもつ物質が生成されることが知られている。そのような物質の代表がエンドルフィンやエンケファリンなどの内因性オピオイドであり，そのようなオピオイド受容体や内因性オピオイドが発見されるまでは，モルヒネの作用機序は不明であった。そこで，基本骨格にさまざまな置換基が導入され，それぞれの化合物の作用の強弱が調査された結果，

①　1位のフェノール性水酸基は鎮痛作用に重要である。
②　①の水酸基をメチルエーテルにすると鎮痛作用は低下するが鎮咳作用には影響しない。
③　6位の水酸基や4, 5位の間のエーテル結合は鎮痛や鎮咳作用の発現には必要ない。
④　窒素原子はN-CH$_3$のときがもっとも鎮痛作用が強い。

などの，いわゆる構造活性相関研究の成果が得られた。これらを踏まえてさまざまな有機化合物がデザインされたが，モルヒネに勝る医薬品の開発には至らなかった。

　一方，東洋においても医学は発展したが，西洋医学で芽生えたような，強い活性を示す特定成分が存在するという発想には至らず，生薬（植物全体）の組み合わせとして発展した。すなわち，さまざまな生薬の組み合わせで作用の増強を図り，さらに副作用を軽減するための生薬を加え，1つの処方を成立させる。たとえば，よく知られた漢方薬である葛根湯は，葛根（カッコン），麻黄（マオウ），大棗（タイソウ），桂皮（ケイヒ），芍薬（シャクヤク），甘草（カンゾウ），生姜（ショウキョウ）の7種類の生薬が組み合わされたものであり，風邪の初期に用いられる。個々の生薬がそれぞれの役割を果たし，1つの優れた薬を作りあげている。超高齢化を迎える社会において漢方薬への期待は大きく，今後使用量はますます増大すると予想される。次項では，漢方薬を構成する生薬の資源問題を取りあげ，解説したい。

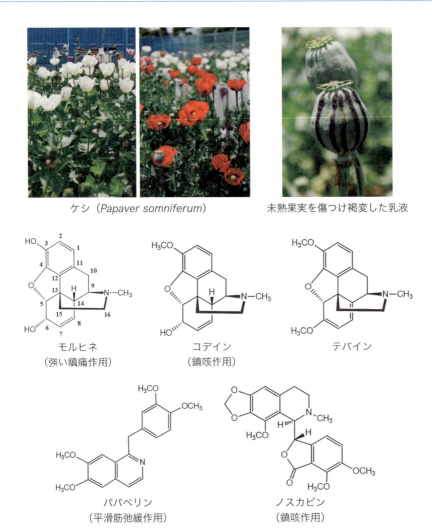

図6 ケシおよびその果実と,アヘン中に含有されるおもなアルカロイド成分

7-4 生薬の資源問題

　日本では,高齢化や自然派志向などから,確かな治療効果があり,作用がマイルドであると考えられている漢方薬などの伝統医薬品の需要が増加している。実際に最近の調査では,医師の90％が漢方薬を使用したことがあるという結果が報告されている。漢方医学の起源は古代中国医学である。中国で発達した医学が5～6世紀頃に日本へ伝来した後,江戸時代,日本の風土に適するように独自の発展を遂げた。現代医療では148処方もの漢方薬が保険適用となっている。また,厚生労働省医薬食品局は2007年,漢方製剤を一般用医薬品として製造販売する際の承認基準を改正した。2012年9月には294処方が一般用漢方処方として承認されている。

　漢方薬を構成している生薬のほとんどは外国からの輸入に頼っているのが現状である。

とくに中国への依存は大きい。たとえば、甘草、大棗、半夏（ハンゲ）、麻黄、沢瀉（タクシャ）、乾姜（カンキョウ）、麦門冬（バクモンドウ）などは中国からのみ輸入されている生薬である。そのなかでも甘草は群を抜いて使用量（輸入量）が多い。甘草は漢方薬の70％に配合される重要生薬である。基原植物はウラルカンゾウ（*Glycyrrhiza uralensis*）で、その地下部を生薬として用いる。

近年、輸入される甘草の品質が低下しているにも関わらず、価格は10年前と比べ約3倍以上（約400円/kg→約1200円/kg）となっている。この背景には自生地での資源枯渇がある。半砂漠地域に自生するカンゾウ属植物の乱獲により、予想を超えるスピードで砂漠化が進んだと考えられる。日本に自生しない植物であり、国内での栽培化を目指さないかぎり輸入に頼らざるをえない。中国政府も栽培化を進めているが、高品質な甘草は得られていないのが現状である。一方で、中国国内で伝統医学（中医学）に対する人気が高まり、多くの生薬の使用量が激増しているともいわれている。

本項では甘草を例にあげたが、漢方薬の構成生薬の1つの品質低下が漢方薬の効能効果発現に大きく影響すると考えられ、とくに漢方薬の70％以上に配合される甘草の品質低下は、漢方薬全体の品質に大きな影響を与える（図7）。今後、高品質な生薬を持続的に安定供給するための取り組みが必要であり、科学的エビデンスに基づいた生薬の品質管理も重要であろう。

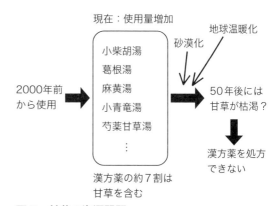

図7　甘草の資源問題

8 テーラーメイド医療を目指して〜ゲノム創薬

一郎さんは発作以後，毎日の食事にも気をつけるようになりました。インターネットで調べると，体質によって減塩で血圧が下がりやすい人と下がりにくい人がいるようです。さらに，将来は個人の体質に合わせて，最適な高血圧治療薬などを選択できるようになるかもしれないということもわかりました。

[関連トピック] 受容体とリガンド（「9 薬が効くしくみ①：薬理学」p71），薬の代謝（「10 薬が効くしくみ②：薬物動態学」p83），リガンドの探索（「12 医薬品の供給を担う工学」p98）

ヒトをはじめとする生物の一生を規定するゲノム情報が明らかにされ，分子レベルで生命現象を包括的に理解するための機能ゲノム研究が始まっている。ゲノム医科学を含む生命科学は，ヒトそのものの成り立ちを探求する学問であるため，研究成果から得られる知見はわれわれの生活や思想に大きな影響を与える。したがって，ゲノム情報に対する正しい理解が医療人に求められることは明白である。

1953年にワトソンとクリックによりDNAの二重らせん構造が明らかにされてから，遺伝子工学という学問分野が誕生した。それ以降，遺伝子組換え技術，DNA塩基配列決定法，試験管内遺伝子増幅（PCR）などさまざまな技法が開発され，さらに，2005年頃から実用化された次世代シーケンス法により，生物をゲノムから理解することが可能となった。本項では，ゲノムの構成単位であるDNAの構造を概観し，ゲノム創薬とは何かについて理解することを目的とする。また，個人のゲノム情報を簡単に得ることができる近未来において医工薬が果たす役割，さらに遺伝子検査や遺伝子治療の現状について考えてみたい。

8-1　DNAとは何か

ヒトゲノム計画（Human Genome Project）は，ヒトのゲノムの全塩基配列を解析するプロジェクトである。DNAの二重らせん構造の発見（1953年）から50周年となる2003年4月15日，日米欧ほか6か国は，30億個の塩基配列について，解読不能の1%を除き99.99%の精度で解読したと宣言した。その後，ヒトゲノムについてより正確な構造や遺伝子組成などの特徴が解明された結果，2004年10月には，遺伝子数は約22,000個であり，そのなかにはマウスやラットにはない遺伝子（免疫，臭覚，生殖関連）が含まれること，ヒトにおいて機能を失った遺伝子も存在することなどが発表された。

そこで，まずDNAとは何かについて復習したい。DNA（deoxyribonucleic acid）とは遺伝情報を記録しているひも状の化学物質である。多数のデオキシリボースが5'位と3'位の水

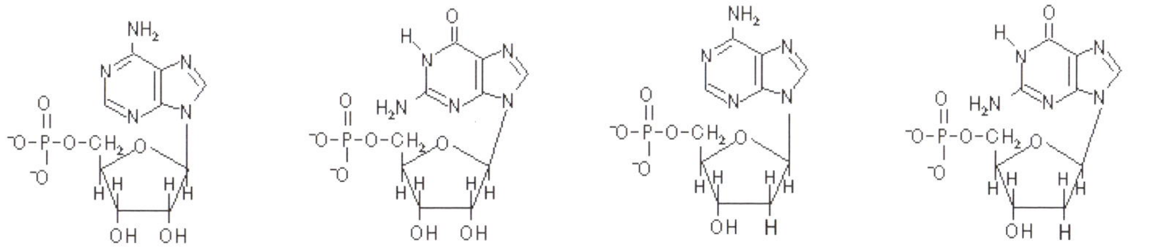

2章 医薬品

アデノシン5'-一リン酸
(AMP)

グアノシン5'-一リン酸
(GMP)

デオキシアデノシン5'-一リン酸
(dAMP)

デオキシグアノシン5'-一リン酸
(dGMP)

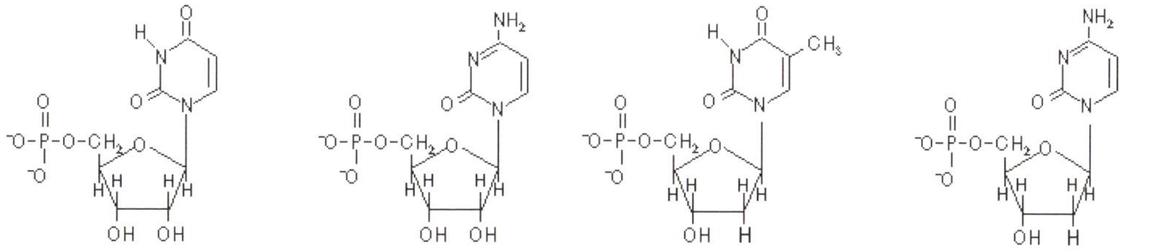

ウリジン5'-一リン酸
(UMP)

シチジン5'-一リン酸
(CMP)

デオキシチミジン5'-一リン酸
(dTMP)

デオキシシチジン5'-一リン酸
(dCMP)

図1　ヌクレオチドの構造

酸基間のリン酸ジエステル結合で鎖状につながり，その1'位に4種の塩基である，アデニン（A），グアニン（G），シトシン（C）およびチミン（T）が結合している（図1）。また，デオキシリボースの1'位に塩基が結合したものをヌクレオシドといい，ヌクレオシドの5'位にリン酸基が結合したものをヌクレオチドという。DNA鎖には方向性があり，ことわりなしに記載する場合は，5'位から3'位の方向に塩基を並べることによって塩基配列を示すことになっている。2本鎖のDNAでは，逆平行に並んだ2本鎖の塩基間でA:TまたはG:Cの水素結合が形成されている。水素結合で結合した塩基を塩基対といい，対合した塩基の関係を相補的であるという。一方RNA（ribonucleic acid）では，鎖の糖成分としてリボース，塩基としてA，G，Cおよびウラシル（U）が用いられる。UはTと同様にAと水素結合を形成する。

　DNA上のA，G，C，Tの4種の塩基配列によって規定されている遺伝情報は，RNAポリメラーゼによりメッセンジャーRNA（mRNA）上にA，G，C，U配列として転写される。このmRNAにリボソームが結合し，3塩基の配列からなる遺伝暗号（コドン）がトランスファーRNA（tRNA）上のアンチコドンと相互作用することによってアミノ酸へと翻訳され，タンパク質が合成される。これらの遺伝暗号の基本的解明は1960年代には終わり，動物，植物，微生物，ウイルスのすべての生物にわたって，アミノ酸を規定するコドンが基本的には共通であることが明らかとなった。

　遺伝子（gene）とは，DNAの一部として存在する，DNA中で暗号情報が書き込まれている領域であり，細胞や個体の形質を決める遺伝単位である。染色体（chromosome）とは，

DNAがコンパクトに巻き取られている束である。染色体に含まれる全遺伝子の1セットをゲノム（genome）という。ゲノムはある生物がもっているすべての遺伝情報である。

8-2 ゲノム創薬とは何か

ゲノム情報をもとに医薬品を開発することをゲノム創薬という。ある遺伝子の発現により疾患が起こっている場合，その遺伝子の産物（タンパク質）に結合できる低分子物質の構造をコンピューターでシミュレーションする。複数の候補物質の結合性を実際に実験で検討し，効果のあったものについて生理的有効性を検討する試験に進む。

ゲノム創薬の1つにプロテオーム創薬がある。プロテオームでは未知のタンパク質を特定する必要があり，その方法としてペプチドマスフィンガープリント（peptide mass fingerprinting：PMF）法がある（図2）。これは，タンパク質をトリプシンなどのプロテアーゼで消化し，得られたペプチド断片の質量を高性能の質量分析装置で測定した結果と，タンパク質データベース上のアミノ酸配列を機械的に同プロテアーゼで消化した際に生じると推定されるペプチドの質量とを比較することで，未知タンパク質を特定する方法である。

ゲノム創薬の例として，Gタンパク質共役型受容体（G-protein-coupled receptor：GPCR）を標的としたリガンドの探索があげられる。GPCRは7回膜貫通型構造を有しており，GTP加水分解酵素（GTPアーゼ）活性を有するタンパク質と細胞内で相互作用して，受容体に作用する細胞外のリガンド分子からの情報を細胞内に伝達する重要な役割を果たしている。

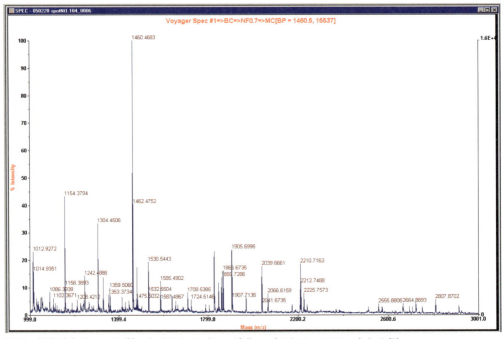

図2　機能未知タンパク質におけるトリプシン消化ペプチドのマススペクトル例

2章　医薬品

ヒトゲノム情報から800程度のGPCR遺伝子が確認されているが，そのうち600程度はリガンドが明らかとなっておらず，生理機能未知のオーファン受容体である。高血圧，狭心症，ぜんそくなど，多くの疾患に対する治療薬の標的とされるなかで，次第にこれら受容体の機能が解明されつつある。たとえば，オーファン受容体であったGPCR120がクローニングされ，長鎖遊離脂肪酸がリガンドとして機能することが明らかとなった。この例では，まず鎖長の異なる脂肪酸によるGLP-1（グルカゴン様ポリペプチド）の分泌促進効果が検討された。その結果，長鎖脂肪酸が腸管からのGLP-1の分泌を促進し，インスリン分泌を調節していることが明らかとなった。さらに，GPCR120に対するsiRNA（small interfering RNA）を細胞に導入すると，長鎖脂肪酸への感受性が低下した。以上より，長鎖脂肪酸はGPCRを介してGLP-1の分泌を促進していると考えられ，GPCR120に作用するリガンドの探索が，糖尿病治療薬の開発につながる可能性が示唆された。

8-3　これからの医工薬

上述のとおり，2003年に99.99％の精度でヒトゲノム配列の解読が完了した。現在は1,000ドルゲノムプロジェクトが進行しており，医療分野では，患者個人のゲノム情報をもとに，各個人に最適な薬やその投与量を処方できるようになる時代がすぐそこまで来ている。将来的な病気のリスクをあらかじめ知ることができれば，そのリスクを下げるような努力を日々行うことも可能となる。そこで，そのような時代における医工薬の役割について考えてみたい。

現在行われている医療では，診断した病気に対して効果があると思われる薬剤を投与し，その経過を観察する，「レディメイド医療」とよばれる方法が主流である。しかしこの方法では，薬を投与してみなければその効果や副作用はわからず，投与する前にそれを予測することは難しいのが現状である。そこで，「テーラーメイド医療」の研究が進められている。テーラーメイド医療とは，病気を詳細に診断し，さらに患者の個性を判定した情報を加えることによって，その患者に最適な種類・量の薬剤を選び，副作用のより少ない有効な治療を目指すものである。この実現のために，遺伝子やタンパク質の情報を有効に活用する。その結果，これまでは区別できなかった，患者ごとの特徴や病気の性質の差を明らかにできるようになってきた。たとえば，同じ病気でも熱が出やすい人・出にくい人に分かれたり，同じ薬でもよく効く人・効かない人・副作用が出る人，というように応答性が違ったりする。このような違いの原因を，遺伝子を分析することによって解明する。まず，ある薬を投与した患者を，副作用を起こした組と起こさなかった組に分ける。それぞれの組のDNA塩基配列を比較し，異なっている配列を探す。その結果から，どの遺伝子の型が副作用を起こしやすいのかを判断する。たとえば，ある遺伝子の一塩基多型（single nucleotide polymorphism：SNP）でG型の人のほうが副作用を起こしやすいという情報が得られたとすると，それ以降は新たな患者のSNPを解析したときに，G型でなければ副作用が生じにくいと推定する

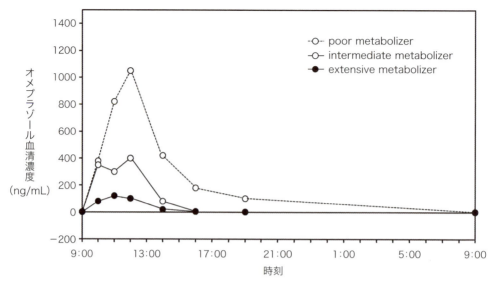

図3　オメプラゾール血清濃度に及ぼす CYP2C19 遺伝子多型の影響
(Drug Metab Pharmacokinet 2005；20：153-67 より)

ことができる。このようなテーラーメイド医療の実現を目指して，現在，医療機関の協力のもとで研究が進められている。

　薬物の代謝は薬物の用量を考えるうえできわめて重要であるが，大きな個人差が認められている。薬物によっては，同じ量の薬物を投与しても薬効が異なる場合もある。また，同じ疾患でも，ゲノムの多型によって治療の奏効率が異なることも報告されている。一例として，胃酸分泌抑制薬オメプラゾールがあげられる。オメプラゾールは胃潰瘍や十二指腸潰瘍の治療に用いられる薬剤であり，また，ヘリコバクター・ピロリの除菌にも用いられる。ヘリコバクター・ピロリ除菌におけるオメプラゾールの役割は，胃内 pH を上昇させることにより，併用されるアモキシシリン，クラリスロマイシン等の抗菌薬の溶解性を高め，それらの抗菌活性作用を発揮させることにある。オメプラゾールは，おもにシトクロム P450 の 1 つである CYP2C19 により酸化され，ヒドロキシオメプラゾールとなり代謝される。CYP2C19 には酵素活性が失われる遺伝子多型があり，そのアレル頻度は，日本人では約 40％にも達する。オメプラゾールの血清中薬物濃度について，CYP2C19 の 2 コピーの遺伝子がともに野生型である人 (extensive metabolizer：EM)，片方が野生型である人 (intermediate metabolizer：IM)，両方が変異型の人（poor metabolizer：PM）の時間経過を調べた結果が図3である。それぞれのグラフと X 軸との間の面積は血清濃度の積分となり，この値を AUC (area under curve) という。AUC を比較すると，PM は EM の 12 倍，IM は 3 倍であり，同じ量を投与したにもかかわらず，その血清濃度には大きな開きがあることが明らかとなった（Furuta et al. Drug Metab Pharmacokinet 2005；20：153-67）。これを反映して，胃内 pH は EM で 2.1，IM で 3.3，PM で 4.6 であり，ヘリコバクター・ピロリ除菌成功率は PM では 100％であったのに対し，IM では 60％，EM では 29％であった。これらの結果は，薬物の

効果が代謝速度の個人差によって大きく影響を受けることを示している。除菌できなかったEMの患者でオメプラゾールを増量すると除菌に成功したことから，遺伝子型を薬物投与前に調べ，患者に合わせた投与量を設定すれば，除菌成功率は高まることが期待される。これを受けて厚生労働省では，2007年にヘリコバクター・ピロリ除菌療法におけるCYP2C19遺伝子多型検査を先進医療に認定した。

8-4 遺伝子検査と遺伝子治療

　遺伝子検査は，遺伝病の原因となる変異を検出するもの，個人に合わせた医療のために行うもの，がんなどに生じた体細胞変異を検出するものに大別される。遺伝子治療は，遺伝子を薬剤として用いる医療である。ヒトの疾患には，遺伝子の機能異常によって生じるものがあり，欠損している機能を遺伝子導入によって補うことができる。治療の対象は他の治療法がない疾患に限られ，生殖細胞系列は対象としない。また，がん細胞を選択的に死滅させる遺伝子治療用ウイルスの開発も進められている。

　遺伝子検査は遺伝子変異を検出する検査であり，医療機関で行われる。遺伝子検査の結果に基づいて被験者の診断がなされるため，一連の診療行為を指して遺伝子診断ともいわれる。遺伝子検査は対象とする変異により，遺伝学的検査と体細胞遺伝子検査に大別される。ゲノム（核ゲノムおよびミトコンドリアゲノム）は被験者に特有のものであり，生涯変わることはなく，また，次世代に受け継がれるものである。これらのゲノムを対象とした検査を「遺伝学的検査」という。一方，がんはゲノムに生じた遺伝子変異が原因となる。変異した遺伝子から産生される細胞増殖の鍵となる因子が分子標的薬の治療対象となり，がんで変異している遺伝子を同定することが薬剤選択に必須となる。これらの変異は次世代に受け継がれるものではなく，そのような変異を対象とした検査を「体細胞遺伝子検査」という。これらの検査以外に，病原体の検出を目的とした病原体遺伝子検査，医療機関を仲介せず直接民間企業で受託するDTC（direct to consumer）遺伝学的検査がある。

　遺伝子検査により疾患の原因が遺伝子の変異によることが確定した場合，薬剤による治療が行われるが，有効な治療法がないことも多い。ほかに有効な治療法がなく，病因遺伝子の働きを変えることによって病気を根本から治療できると考えられる場合には，組織に遺伝子を導入する遺伝子治療が選択肢の1つとなる。1990年に，最初の遺伝子治療がアデノシンデアミナーゼ（ADA）欠損症について行われた。ADAはアデノシン，デオキシアデノシンをイノシン，デオキシイノシンに変換するプリン代謝系の酵素の1つであり，ADA欠損症では細胞内にアデノシン，デオキシアデノシンが蓄積してDNA複製が阻害される。ADA酵素の先天性欠損症は重度の免疫不全症の1つであり，治療を施さないと乳児のうちに死亡する単因子遺伝病である。これに対して患者のリンパ球細胞を単離し，正常な酵素遺伝子をコードする遺伝子を組込んだレトロウイルスベクターを導入して，その機能を回復させたうえで体内に戻す*ex vivo*治療が行われた。遺伝子治療では組織や細胞に遺伝子を導

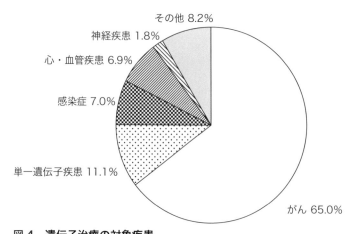

図4 遺伝子治療の対象疾患
（http://www.abedia.com/wiley/indications.phpより）

入する必要があり，その方法として，レトロウイルス，アデノウイルス，アデノ随伴ウイルス，ヘルペスウイルスなどを改変したウイルスベクターを用いる方法，DNAを直接注入する方法，脂質リポソームに封入したプラスミドDNAを投与する方法などが用いられる。現在，遺伝子治療の対象は特定の臓器や部位に限られており，がんを対象としたものが多い (**図4**)。生殖細胞系列は倫理的な観点から対象とされないので，受精卵に遺伝子治療が実施されることはなく，全身性に遺伝子を導入することは，現段階では方法論としても考えられていない。近年では，変異が生じたエキソンをスキップさせる短鎖RNAや，マイクロRNA (miRNA)，そのアンチセンスRNAの投与も盛んに行われている。

9　薬が効くしくみ①：薬理学

高槻みのるさんは75歳。数年前から尿が出にくい症状に悩まされるようになりました。トイレに行ってもすっきりせず，またすぐ行きたくなってしまいます。近くの病院を受診したところ，前立腺肥大症と診断され治療薬が処方されました。息子の一郎さんがインターネットで治療薬のことを調べてみると，もともと高血圧症の治療薬として開発されたらしいことがわかりました。なぜ開発当初の目的以外に使われるのでしょうか。

[関連トピック] 受容体とリガンド（「8 テーラーメイド医療を目指して」p64），薬物動態（「10 薬が効くしくみ②：薬物動態学」p77）

9-1　薬理学（Pharmacology）とは

　薬理学は，薬と生体との相互作用の結果起こる現象を研究する科学である。「薬がどうして効くのか？」を理解するためには薬と生体の両方を知る必要がある。人類の歴史は病気との闘いでもあった。いくつかの草根木皮が薬として使えることをおそらく偶然発見した先人たちは，それらを子孫に受け継いできた。また，南米の人たちは古くから獲物を麻痺させる矢毒を狩りに用いてきた。草根木皮や矢毒に含まれる成分がどのような作用を生体に及ぼしているのか，経験的な知識だけでなく科学的な根拠を解明するために，体に起こっている反応を観察・記録する学問として，薬理学が生理学の発展とともに誕生した。この矢毒の成分こそ薬理学の扉を開くことになるクラーレである。フランスの生理学者クロード・ベルナールは，19世紀後半，カエルを使った実験で，クラーレを作用させた筋肉が電気刺激に反応しないことをもとに，その骨格筋弛緩作用を明らかにした。これが薬理学の始まりといわれている。その後，クラーレは運動神経終末から放出されたアセチルコリンの骨格筋の受容体への結合を妨害することにより，筋麻痺を起こすことが明らかにされている。

　薬理学は，薬力学（Pharmacodynamics：PD）と薬物動態学（Pharmacokinetics：PK）の大きく2つの領域からなっている。薬力学は，薬物を投与した際にみられる生体側の反応やその作用機序を解明する領域で，薬理学のもっとも中心的な存在であり，狭義の薬理学にあたる。一方，薬物動態学は，投与された薬物の生体内の運命，すなわち吸収（Absorption），分布（Distribution），代謝（Metabolism），排泄（Excretion）についての研究を行う領域で，広義の薬理学に含まれる。これらは英頭文字をとって薬物動態のアドメ（ADME）とよばれ，生体内に入った薬物の血中濃度，作用部位における濃度を左右する。口から飲んだ薬は脂溶性の高い順におもに小腸から吸収される。一般的に生体膜を通過しにくいと考えられている水溶性の薬物または脂溶性の低い薬物の場合，トランスポーターが吸収に関与する場合

もある。消化管から血液に入った薬は，門脈，肝臓（初回通過）を経て全身へと分布するが，脳には血液脳関門が存在し，水溶性薬物は脳内にほとんど移行できない。一方，吸収された薬はおもに肝臓で代謝を受け，尿中や糞便中などへ排泄される。薬物動態学については次の項に譲りたい。

9-2　薬の用量と生体の反応について

a. 薬と毒，用量-反応，主作用と副作用

　生体に何らかの反応を起こさせる化学物質はすべて薬物とみなされる。一般的には，病気の治療や症状の軽減などに有益なものが薬，逆に生体に有害な影響のあるものが毒と捉えられることが多い。しかし両者の区別は便宜的に過ぎず，用量次第で有益であったものが有害に変わることも多いため，「両刃の剣」に例えられる。

　動物に薬物を投与し，横軸に投与量，縦軸に反応率をプロットすると，通常はS字カーブになる。この曲線が「用量-反応曲線（Dose-Response-Curve）」である（図1）。ある一定量以下では反応はみられず，量を増やしていくと反応率が高くなっていく。さらに量を増やしていくと有害（中毒）反応が起こり，やがて死に至る。有益な反応をもたらす量と有害な反応が起きる量との差が大きい薬物ほど安全性が高いといえる。用いた動物の半数に有効な作用をもたらす量を50％有効量（ED_{50}），半数の動物が死亡する量を50％致死量（LD_{50}）といい，この比，すなわちLD_{50}/ED_{50}は安全域または治療係数とよばれる。ED_{50}とLD_{50}の差が大きいほど安全な薬と考えられるが，薬を治療に用いる場合は有害反応が起こる量を用いるべきでない。なお，現在，動物実験で正確なLD_{50}を求めることは必ずしも必要とされないこと，倫理的観点から，LD_{50}などを求める化学物質の毒性試験は国際基準に則って実施されていることを付け加えておく。

　薬物を治療薬として用いた場合，生体に起こる反応は1つとは限らない。複数の反応のう

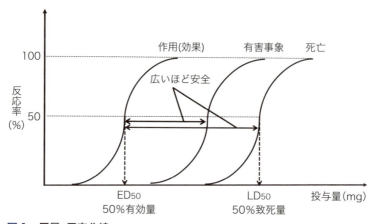

図1　用量-反応曲線

ち，目的の薬効を現す作用を主作用といい，目的とする薬効以外の作用を副作用という。したがって，副作用は有害作用に限られるものではない。たとえば，アスピリン（アセチルサリチル酸）には解熱・消炎・鎮痛作用の他に血小板凝集抑制作用があり，どちらを目的とするかによって主作用，副作用のいずれにもなる。そこで，副作用のなかでもとくに生体に対して好ましくない影響を与えるものについて，有害作用，有害反応，有害事象などの用語が用いられる。

b．薬が効くしくみ～作用機序

　薬理学において，薬物が生体に効果を及ぼすしくみ（メカニズム）を作用機序という。おもな作用機序として，①薬物受容体への作用，②酵素への作用，③化学的な作用，④その他，がある。それぞれの例として，①くしゃみや鼻水，アレルギー反応を軽減する抗ヒスタミン薬や，高血圧治療薬のカルシウム拮抗薬など，②コレステロールを下げるために用いられるスタチン系薬や，尿酸合成阻害薬のアロプリノールなど，③便の水分量を保つ酸化マグネシウムや，胃酸を中和する炭酸水素ナトリウム（重曹）など，④ビタミンやミネラル，整腸剤として用いられる乳酸菌製剤，抗菌薬など，があげられる。これまでに使われている治療薬についての研究から，①薬物受容体と②酵素を作用点とするものが合わせて7割以上を占めているといわれる。つまり，ホルモンやサイトカインなども含め，薬物は「鍵と鍵穴」の関係で作用するものが大多数といえる。われわれの生体内では，たとえば細胞膜に存在する受容体にリガンドとなる生理活性物質が結合すると，細胞内のシグナル分子を介してシグナルが次々と伝達され，標的タンパク質や標的遺伝子に作用し，最終結果が細胞の応答となって現れる。ここで鍵穴にあたるのが受容体であり，鍵にあたるのがリガンドである。しかし，薬物を鍵として用いた場合は，受容体に結合して本来のリガンドと同様の細胞内情報伝達作用を発現する場合と，逆にそれを阻害する場合がある。リガンドの代わりとなって作用する薬物を作動薬（アゴニスト）または刺激薬といい，リガンドの働きを阻害・抑制する薬物を拮抗薬（アンタゴニスト）または遮断薬という。

9-3　排尿障害と薬物療法～前立腺肥大症と過活動膀胱を例に

a．これから紹介する薬の作用を理解するために～神経伝達の基礎知識

　排尿障害の治療薬には，薬物受容体を介して自律神経系に作用する薬物が多いため，簡単に神経伝達の基礎について述べておきたい。

　われわれの神経系は，脳・脊髄からなる中枢神経系と，中枢神経系に出入りする末梢神経系に分けられる。末梢神経系は機能的に，感覚や運動機能などに関係する体性神経系と，呼吸や内臓機能の調節に関与する自律神経系に分けられる。さらに，自律神経系は交感神経系と副交感神経系の2種類からなる。

　神経が刺激され興奮が起こると，その刺激は電気信号として神経線維（軸索）を伝わって

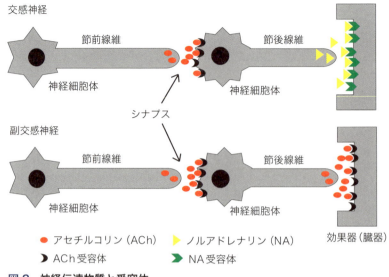

図2 神経伝達物質と受容体

いく。これを刺激の伝導といい，電線の中を電気が流れていくのと似ている。ただ大きく異なるのは，その刺激を次の神経細胞に伝える際，手前の神経線維の終末と次の神経細胞との間に隙間が存在しており，電気信号がそのままでは伝わらない点である。この連結部分を神経節（シナプス）といい，神経節より手前を節前神経，後を節後神経，隙間をシナプス間隙という。節前神経の終末まで電気的に刺激が伝わると，終末からアセチルコリン（ACh）やノルアドレナリン（NA）などの神経伝達物質が放出され，それらを節後神経の細胞膜に存在する特異的な受容体が受け取ることで刺激の乗り移りが起こる（図2）。これを興奮の伝達という。神経と効果器（臓器）との接合部のしくみも同様である。交感神経と副交感神経の節前線維終末，副交感神経の節後線維終末からはACh，交感神経の節後線維終末からはNAが放出される。AChの受容体にはニコチン（N）型とムスカリン（M）型が，NA受容体にはα型とβ型があり，さらにそれぞれ特異性が異なるサブタイプが存在することが知られている。また，自律神経系により調節される機能の大部分は交感神経と副交感神経の二重支配を受けており，それぞれが逆の効果を及ぼす。これは拮抗的二重支配といわれる。たとえば，交感神経の刺激により心臓では心拍数が増加，胃腸の平滑筋は弛緩するのに対し，副交感神経の刺激では心拍数は減少し，胃腸の平滑筋は収縮する。

b. これから紹介する疾病を理解するために〜下部尿路と排尿障害

　われわれは生きていくために水分摂取と食事をし，消化，吸収の後，老廃物等を糞便や尿として排泄する。排泄は普通「トイレ」で行うが，高齢になるにつれて普通の排泄に問題が生じることがある。これはQOLの低下につながるが，羞恥心からなかなか医師にも相談できず，一人で悩む患者も多いといわれている。この排尿障害，とくに前立腺肥大症や過活動膀胱とその治療薬について理解するために，下部尿路と排尿障害の基礎について述べてお

2章 医薬品

きたい。

　尿路は腎臓から尿管までを上部尿路，膀胱から尿道を下部尿路といい，下部尿路は男女で解剖学的に大きな差が認められる。すなわち，男性には前立腺があり，尿道がS状に曲がっており長さは成人で16〜20 cmあるのに対し，女性の尿道はまっすぐで3〜4 cmと短い。その特徴ゆえ，男性は尿を出しにくく女性は漏れやすくなる。

　排尿障害には，膀胱から尿をうまく出せない排出障害と，膀胱に尿をうまく溜めることができない蓄尿障害の大きく2つのタイプがあり，引き起こされる症状の総称を下部尿路症状（Lower urinary tract symptoms：LUTS）という。排出障害では尿が出ない，出しにくいという症状がみられ，男性では前立腺肥大症に伴うものが多い。その他尿道狭窄，膀胱頚部硬化症や，脳・脊髄・尿道の末梢神経を結ぶ回路の障害（神経因性膀胱）を原因とするものなどがある。蓄尿障害では頻尿，尿失禁，尿意切迫感などの症状がみられ，代表的な疾患として，男女ともにみられる過活動膀胱，その他膀胱炎などによる膀胱の知覚過敏などがある。

c. 前立腺肥大症とその治療薬

　前立腺は精液の一部となる前立腺液を分泌する男性特有の生殖器官で，膀胱頚部から尿道を包み込むように位置している。大きさは20 mL未満が正常とされるが，年齢とともに肥大し尿道を圧迫するため，尿が出にくいという症状が生じる。2011年の厚生労働省患者調査によると，約40万人の前立腺肥大症患者が医療機関を受診していると推計されている。推定患者数はおよそ400万人ともいわれ，これは55歳以上の男性の5人に1人にあたる。

　前立腺肥大症状には，残尿感，2時間以内の排尿，尿線途絶，尿意切迫感，尿勢低下，腹圧排尿，夜間排尿がある。この7項目について，1か月間にまったくない（0点）からほとんどいつも（5点）に点数化する国際前立腺スコア（IPSS）の質問表があり，前立腺肥大症状の指標としてよく用いている。尿路感染症や前立腺がんなど他の重大な疾患がなく，医師が前立腺肥大症と診断し患者が治療を希望した場合，内服薬が用いられることになる。

　おもな治療薬には，①交感神経α受容体遮断薬，②抗男性ホルモン薬，③ホスホジエステラーゼ5（Phosphodiesterase 5：PDE5）阻害薬，④その他がある。①は前立腺や尿道の平滑筋のα受容体に作用し，収縮を抑制することにより排尿症状を改善するものであり，プラゾシン，タムスロシン，テラゾシン，ウラピジル，ナフトピジル，シロドシンなどがある。これらは作用の選択性，特異性が副作用と密接に関与していることを学ぶよい例である。プラゾシンは交感神経のα_1受容体を遮断することにより血圧を下げる薬として開発され，高血圧の治療に用いられてきた。その後，尿道，前立腺に存在するα_1受容体にも作用することから，前立腺肥大症に伴う排尿障害にも適応が認められた。しかし前立腺肥大症に用いた場合，血圧低下は副作用となる。そのため，α_1受容体のサブタイプの分布と機能についての研究が進み，血圧低下の副作用の少ないタムスロシン，ナフトピジル，シロドシンの開発につながった。シロドシンの添付文書には作用機序として，α_{1A}アドレナリン受容体サブタイプを介して交感神経系を遮断する旨が記載されている。②に含まれる薬物として，アリルエス

トレノール，クロルマジノンはアンドロゲンの作用を阻害，デュタステリドはジヒドロテストステロンの産生を抑制することにより前立腺を縮小させる。③の作用をもつタダラフィルは，細胞内情報伝達系に関わる cGMP を上昇させ，平滑筋弛緩作用を介して血流を増加させることで症状を緩和すると考えられている。④の例としては，古くから経験的に用いられていた植物エキス製剤（セルニルトン®，エビプロスタット®）や漢方薬の八味地黄丸などがある。これらについては作用機序が十分解明されていないものもあるが，おそらく多成分ゆえであろう。

d. 過活動膀胱とその治療薬

過活動膀胱（overactive bladder：OAB）とは，尿意切迫を必須症状とし，通常は頻尿と夜間頻尿を伴い，切迫性尿失禁は伴うこともあれば伴わないこともある状態の蓄尿障害である。前立腺肥大と同様，直接生命にかかわる病気ではないが，精神的苦痛や QOL 低下の原因となる。2002 年に日本排尿機能学会によって行われた国内の疫学調査では，40 歳以上の日本人男女の過活動膀胱有病率は 12.4％と報告され，患者数は 800 万人と推定された。原因として神経因性と非神経因性があり，診断は，週に 1 回以上の尿意切迫があること，昼間・夜間頻尿と切迫性尿失禁をスコア化する質問表に基づいて行われる。感染症（膀胱炎など）や尿路結石，がんなどの重大疾患がないことの確認が必要であることはいうまでもない。

薬物治療では，オキシブチニン，プロピベリン，トルテロジン，ソリフェナシン，イミダフェナシンなどの抗コリン薬が第一選択的存在になっている。高齢男性では前立腺肥大が過活動膀胱の原因となることがある一方，これらの薬物は前立腺肥大症で尿をますます出にくくする可能性もある。抗コリン薬の代表とされるアトロピンはロート根やベラドンナ根，チョウセンアサガオなどナス科植物に含まれるアルカロイドで，神経伝達物質アセチルコリン（ACh）のムスカリン（M）受容体を遮断する作用がある。前述の α_1 受容体同様，M 受容体にも $M_1 \sim M_5$ のサブタイプが存在する。従来，アトロピンは消化管の鎮痙薬として胃腸薬に広く用いられてきたが，特異性の低いアトロピンは心臓に対して頻脈などの副作用をきたすため，過活動膀胱の治療には用いにくかった。現在，過活動膀胱の治療にのみ適応承認されたソリフェナシンやイミダフェナシンは，M_2 受容体に比べて M_3 受容体に高い親和性を有するが，抗コリン薬のため，過活動膀胱以外の疾病をもち抗コリン作用が有害事象につながる患者に対しては投与しないこと（禁忌）とされている。そこで登場したのがミラベグロンである。

ミラベグロンは世界に先駆け日本で開発された交感神経刺激薬である。抗コリン薬とは作用機序が異なるうえ，アドレナリン β 受容体（β_1，β_2，β_3 のサブタイプが知られている）のなかでも膀胱に存在する β_3 受容体に選択的に作用する薬物であり，膀胱弛緩作用を示す蓄尿機能は高めるが，抗コリン作用はなく排尿機能に悪影響を及ぼしにくいことが特徴である（**図 3**）。しかし，動物実験での子宮の萎縮や生殖器への影響が報告されていること，他の薬物との相互作用があることなど，別の観点からの注意も必要である。

2章　医薬品

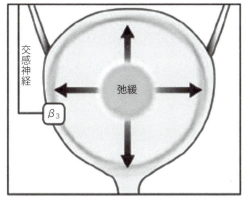
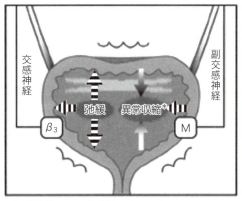

正常な蓄尿期では，ノルアドレナリンが放出され，β_3受容体に結合し，膀胱が弛緩し，十分な量の尿をためられる。

過活動膀胱では，蓄尿期においてもアセチルコリンが放出され，膀胱のムスカリン（M）受容体に結合し，膀胱の異常な収縮が起こる。そのため十分な量の尿をためられるだけの弛緩が起こらない。
＊異常収縮の原因は排尿筋の過活動

図3　過活動膀胱治療薬における新しいターゲット
（医薬品インタビューフォーム　ベタニス®錠25 mg・50 mg（第12版）より）

　本章で紹介した前立腺肥大症と過活動膀胱の場合，治療に用いられている薬物の多くが，薬物受容体を遮断または刺激するという機序で主作用を得ている。受容体と薬物との結合特異性によって主目的以外の副作用が起こる理由も少し理解できたのではないだろうか。新たな「鍵と鍵穴」，つまり，今までになかった作用点とそこに作用する薬物の探索は，車の両輪となって治療薬の改良や新薬の開発につながっていくのである。

9-4　自分で治療薬の情報を調べてみるために

　本項で紹介した医薬品の情報は製薬会社が作成した添付文書やインタビューフォームに基づいている。添付文書には治療薬の「禁忌」，「組成・性状」，「効能・効果」，「用法・用量」，「使用上の注意」，「薬物動態」，「臨床成績」，「薬効薬理」などが記載されている。インタビューフォームは添付文書を補完するもので，当該医薬品開発の経緯を含め，より詳しい情報が記載されている。これら医薬品に関する情報は独立行政法人医薬品医療機器総合機構（PMDA）のウェブサイト（http://www.pmda.go.jp/）から入手することができる。PMDAは医薬品医療機器等の承認審査，安全対策，健康被害救済を役割とする公的機関であり，医療従事者に対し信頼できる最新の情報を提供している。ぜひ自分で治療薬の情報を調べてみてほしい。

9-5　薬理学と医工薬連環科学

　ここで紹介した治療薬だけでなく，多くの医薬品の開発，改良の過程で，作用部位や作用機序などに関する薬理作用の研究は欠かすことができない．研究は人の手だけでは不可能であり，薬理学をはじめ生理学，生化学，有機化学，分析化学その他の分野で，さまざまな機器が用いられている．それらの機器は医療機器に対して理化学機器とよばれ，理工系技術者が開発を担っている．理化学機器の進歩に伴い，薬理学の実験でも昔に比べより正確なデータが得られるようになってきた（**図4**）．

　本項で紹介した前立腺肥大症や過活動膀胱などの診断は医師によって行われる．前立腺の大きさ，肥大の程度，膀胱内容量の測定などには別の項で紹介されている超音波診断装置が用いられている．他の疾患についても診断・治療のために多くの医療機器や医薬品が開発・利用されている．それらは医師，薬剤師と工学技術者をはじめとする多職種の協働作業によって生み出されているのである．

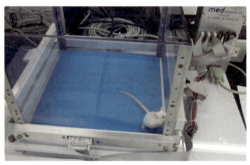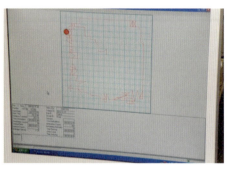

今：センサー＆コンピューター処理

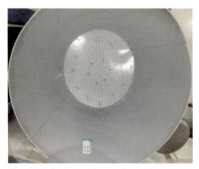

昔：観察者が目で追い，手で記録

図4　行動薬理学実験の今昔

10 薬が効くしくみ②：薬物動態学

一郎さんは薬局で薬をもらうとき，いつも「血圧の薬とグレープフルーツジュースを一緒に飲まないように」と言われます。一緒に飲むと血圧の薬の作用が強く出ることがあるそうです。なぜそのようなことが起こるのでしょうか。

[関連トピック] **薬の開発**（「7 医薬品のシード」p56，「11 医薬品の吸収と製剤化技術」p87，「12 医薬品の供給を担う工学」p95），**主作用と副作用**（「9 薬が効くしくみ①：薬理学」p70），**代謝酵素**（「8 テーラーメイド医療を目指して」p66），**製剤化**（「11 医薬品の吸収と製剤化技術」p87）

10-1 医薬品候補物質から医薬品へ

　コンビナトリアルケミストリーとハイスループットスクリーニングを組み合わせた技術の進歩は，医薬品候補物質の探索研究に大きな変化をもたらした。しかし，製薬会社などで試験された物質が最終的に医薬品になる確率は約3万分の1（日本製薬工業協会調べ）といわれている。なぜこれほどにも成功確率が低いのだろうか。探索研究ではおもにいわゆるin vitro（「試験管内で」という意味）実験によって評価されるが，最終的にはin vivo（「生体内で」という意味）で，医薬品候補物質が有効でかつ安全なのかを詳しく調べる必要がある。このin vivoでの評価の際にさまざまな問題が認められ，医薬品候補物質がその候補から脱落していくことが少なくない。

　薬が効果を発揮するためには，病気の場所（疾患部位）に到達することが必要である。たとえば，認知症に対する薬であれば脳内，ぜんそくであれば気管支に届く必要がある。また，肝臓がんであれば，肝臓に到達するだけでなく，肝臓に出現したがん細胞に選択的に到達することが，強い細胞毒性を有する抗がん薬の特徴を考えると望ましいといえる。

　試験管や培養皿の中で起きることを調べるin vitro実験だけでは，医薬品として適切かどうかわからないことが多くある。まず，薬を飲んだときにきちんと体の中に入るかどうかである。薬効の出現という面から考えると，薬を単に口から飲んだだけでは体の中に入ったとはいえない。一般的に薬が体の中に入ったとは，全身を巡っている血液中にまで到達することを指す。薬は基本的には生体にとって異物であるので，体内に容易に取り込まれないように消化管には侵入を防ぐバリア機能がある。また，仮に全身を巡る血液中にまで到達できたとしても，目的とする病気の場所に適切な量（濃度）が到達するかどうかが，薬が効果を発揮するうえで非常に重要である。つまり，疾患部位において薬は最適な濃度で，かつ必要とされるだけの時間にわたって存在することが求められる。しかし，現実には体内での動きに種々の問題を有する場合が多く，これが医薬品候補から被験化合物が外れていく大きな原

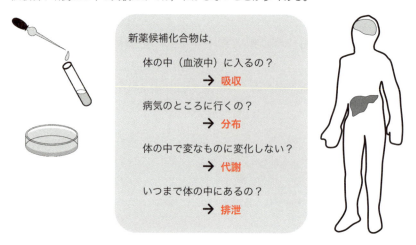

図1　薬物の体内動態の4つの過程

因の1つになっている。

　体の中での薬の動きを大きくとらえてみることにしよう。まず，薬を口から飲むと，胃や小腸などの消化管から「吸収」される。そして消化管と肝臓をつなぐ血管（門脈という）を介して肝臓に運ばれ，ここで薬の一部は「代謝」される。その後，全身を巡る血液によってさまざまな組織へと「分布」し，体内を循環した後に肝臓などで「代謝」を受ける，あるいは腎臓などで「排泄」されることによって体内から消失するという運命をたどる。

　上述したように，投与された薬が効果を発揮するためには，まずは病気の場所にまで薬が届き，そして必要とする時間にわたって存在することが求められる。すなわち，投与された薬の体の中での動き（薬物動態）は，医薬品候補物質が有効かつ安全な医薬品になるかどうかを決定する重要な要因である。薬物動態は，大きく「吸収」，「分布」，「代謝」，「排泄」の4つの過程で表される（図1）。「吸収」，「分布」，「代謝」，「排泄」は，それぞれ英語で，Absorption，Distribution，Metabolism，Excretionといい，これらの頭文字をとって，薬物動態をADME（アドメ）とよぶ。医薬品としての使用が認められるためには，医薬品候補物質のアドメを詳細に調べておく必要がある。

10-2　薬物の吸収部位：小腸

　薬は，それぞれの化合物の特徴に応じて形（剤形）が決められ，医薬品製剤に仕上げられたうえで投与される。一般的に，医薬品は錠剤，粉薬，顆粒剤のような飲み薬として作られることが多い。飲み薬の割合は，生産額において医薬品全体の約64％を占める（厚生労働省　平成26年薬事工業生産動態統計年報）。錠剤や顆粒剤は，注射剤などに比べ持ち運びや

服用が簡便であり，加えて製造コストといった経済面でも優れている．しかし，ベンジルペニシリンやインスリンなどの重要な薬物のなかには，飲み薬の形がないものも多い．注射剤は投与時に痛みを伴うことに加え，製造時に無菌であることが求められるためコストも高く，医薬品の形態としては必ずしも第一に選択される剤形ではない．しかし，そのようなデメリットをもちながらも，注射剤の形が選ばれるのには理由がある．

　アスピリンは錠剤や顆粒剤が市販されているが，注射剤はない．一方で，ベンジルペニシリンやインスリンには飲み薬がなく，注射によって投与される．こうした違いが生じる要因として，次の理由があげられる．まず，ベンジルペニシリンは酸に弱い化合物である．口から薬を飲むと必ず胃を通る．胃のpHは1から3程度の強酸性であり，胃に到達した時点で，酸性条件下で不安定なベンジルペニシリンは分解を受ける．また，インスリンはアミノ酸がつながったポリペプチドであり，タンパク質と同様，消化酵素によりオリゴペプチドやアミノ酸にまで分解される．つまり，ベンジルペニシリンやインスリンは消化管で分解され，飲み薬では吸収が望めないため，消化管を通過しない経路，すなわち注射剤としての剤形が選択されている．

　錠剤や顆粒剤などの飲み薬を口から飲むと，食道を通って胃に到達し，胃で溶解した溶液が小腸へと送り出される．小腸で薬物が吸収され，肝臓に移行した後，全身へと運ばれる．薬物が吸収される主要な組織は「小腸」である．本来，小腸は食べ物などを吸収する場としてもっとも重要な組織であり，生きていくために必要な栄養物質などの吸収を効率よく行うために有効面積が大きな構造となっている．小腸は折りたたまれた形で腹部に収納されており，その管の内側を拡大すると輪状壁とよばれるひだの構造が，さらに拡大すると絨毛とよばれる構造がみられる．最終的には細胞1つ1つにさえ，微絨毛とよばれる細胞膜のひだ様構造が形成されている．小腸を引き延ばして表面積を見積もると，テニスコート1面に相当する面積に達する．

　薬が吸収されるためには，まず小腸上皮細胞の細胞膜を通過する必要がある．細胞膜は，大まかにいえば油の膜（脂質二重層）でできている．したがって，油となじみにくい（水に溶けやすい）薬は一般的には細胞膜を通過しにくい，すなわち吸収されにくいと考えられる（図2）．

10-3　薬物の吸収をよくするために：プロドラッグ化

　吸収を高める手段の1つにプロドラッグ化がある．プロドラッグとは，もとの薬物分子を化学的に修飾した誘導体のことである．すなわち，それ自体は薬理活性をもたないが，投与後に体内でもとの薬物分子に戻って薬効を示すように設計されたものを指す．水溶性のために細胞膜を通過できない物質の場合，細胞膜の透過性を高めるための脂溶性の修飾基を結合させ，分子全体を油に溶けやすい構造とする．それにより物質は細胞膜を通過し，細胞内に入るようになる．細胞内に入ると，酵素反応などによって結合した修飾基が外れ，もと

細胞膜は，油(脂)の膜(脂質二重層)でできている。
一般的に，水に溶けやすい(水溶性の)薬物は，細胞膜を通過しにくい。

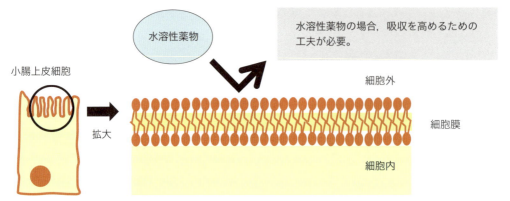

図2　薬物の物性と細胞膜透過

の薬物に戻る。そしてもとの薬物の形として毛細血管へ移行し，全身へと運ばれていく。プロドラッグ化による吸収の改善例としてチアミンがある。チアミンはビタミン B_1 ともよばれる水溶性ビタミンの1つで，そのままの形では吸収されにくい。チアミンは体内では産生できないため，食物などによって取り入れる必要があるが，摂取が不足すると，脚気とよばれる末梢神経障害や心不全を発症することが知られている。そこで，チアミンにある修飾基を結合させることで細胞膜の透過性を高め，吸収を改善することに成功した化合物が，武田薬品工業のアリナミン®シリーズに配合されているフルスルチアミンである。フルスルチアミンは，体内に吸収された後チアミンに変換され，ビタミン B_1 として効果を発揮する。

10-4　生体がもつ機能を利用した薬物の吸収：トランスポーターによる細胞膜透過

　上述したように，一般的には物質は水溶性が高いと消化管から吸収されにくい。その一方で，生体のエネルギー源として重要なグルコース（ブドウ糖）はきわめて水溶性が高い物質であり，水への溶解度は水 100 mL に対して 91 g（25℃）である。物性からみればグルコースは細胞膜をそのままでは透過しにくいと考えられるが，グルコースが体内に吸収されないと生体はエネルギー不足に陥る。グルコースの吸収は生体維持に必須のため，小腸の上皮細胞にはグルコースの細胞膜透過を可能にするグルコーストランスポーターが備わっている。このトランスポーターはタンパク質でできており，SGLT1（sodium-dependent glucose transporter 1）とよばれる。つまり，グルコースを輸送するトランスポーターが存在することにより，きわめて水溶性が高いグルコースを細胞外から細胞内に取り入れることができる。この際，グルコースは細胞外のナトリウムと一緒に運ばれる。

　また，通常タンパク質は食事などから体内に取り入れられるが，分子が非常に大きいた

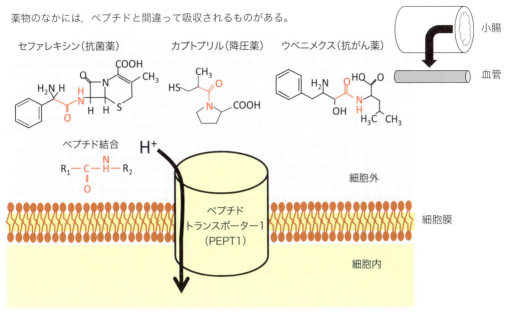

図3　ペプチドトランスポーターを介した薬物の吸収

め，消化管からそのままの形ではほとんど吸収できない。タンパク質は消化酵素によって，ペプチド，さらにはアミノ酸の形にまで分解される。分解物であるペプチドやアミノ酸は，小腸から吸収できる小分子ではあるものの，比較的水溶性が高いため，細胞膜を通過して吸収されるためにはトランスポーターが必要である。小腸の上皮細胞には，アミノ酸が2つ連結した分子（ジペプチド）や3つ連結した分子（トリペプチド）を運ぶ，PEPT1（peptide transporter 1）とよばれるトランスポーターがある。このPEPT1は，プロトン（H^+）とともにジペプチドやトリペプチドを細胞外から細胞内に運ぶ。一方で，このペプチドトランスポーターはある種の薬物も運ぶことが知られている。セファレキシン（抗菌薬），カプトプリル（降圧薬），ウベニメクス（抗がん薬）などである。これらの薬物は分子構造内にペプチド結合を有しており，PEPT1によって運ばれることで小腸の細胞膜を透過し，吸収される（図3）。それゆえ，これらの薬物は水溶性が高いにもかかわらず，口から飲む形（錠剤など）の医薬品製剤として，臨床において用いられている。

10-5　脳への薬物移行を阻むバリア：血液脳関門

　薬が仮に吸収されたとしても，必ずしも届いてほしい場所，すなわち病気のところに行くとは限らない。さまざまな組織に取り込まれる薬物もあれば，組織への移行性が低く，ほとんどが血漿中にのみ存在するような薬物もある。とくに，脳は生命を維持するうえできわめて大事な組織であることから，脳への物質の移行はバリア機能のため非常に制限されている。そのバリアは血液脳関門（blood-brain barrier：BBB）とよばれ，脳内に不要なものを血

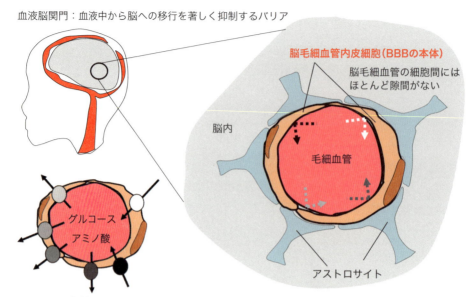

図4　血液脳関門と物質の脳移行

液中から移行させない障壁を形成している（**図4**）。BBBの実体は脳毛細血管内皮細胞である。ここではきわめて強固に細胞同士が結合しており，細胞間にはほとんど隙間がない。したがって多くの物質はこのバリアを超えることができない。しかし，脳機能に不可欠なグルコースやアミノ酸などの栄養分は脳内に送る必要があるため，BBBは脳に必要な物質を脳内へと運ぶトランスポーターを備えている。

　パーキンソン病は脳におけるドパミンの欠乏に伴い神経が変性する病気である。欠乏したドパミンを脳内に補充する治療が行われるが，ドパミンそのものを投与してもBBBを通ることができず，脳への移行は期待できない。そこで，ドパミンではなくレボドパが投与される。レボドパはドパミンと類似した構造であるが，もっとも大きな違いはアミノ酸の形を有していることである。このアミノ酸構造により，レボドパはアミノ酸トランスポーターによってBBBを通過し，脳内に入ることができる。その後，脳内でもとのドパミンに変換され，効果を発揮する。すなわち，レボドパはドパミンのプロドラッグなのである。

10-6　物質の分布特性を利用した診断薬

　肝臓の状態を調べる診断薬としてアシアロシンチ®注がある。この医薬品は投与後に肝臓に集まりやすい構造を持っている。アシアロシンチ®注は，ガラクトースと，放射性物質 ^{99m}Tc を含むジエチレントリアミン5酢酸とがアルブミンに結合した化合物であり，さまざまな機能を高度に組み合わせて設計された医薬品といえる。構成要素にはそれぞれに重要な役割がある。まず，ガラクトースは肝細胞に特異的に認識されるための目印となる。ア

ルブミンはキャリアー部位といって，体内での滞留性を高め，すぐに血中から消失しないようにする役割を担う。^{99m}Tcを含む部分は，放射活性を指標に本化合物を体外から追跡できるようにするための要素である。肝細胞にはガラクトースを認識するアシアロ糖タンパク質レセプターが多く存在している。アシアロシンチ®注はこれに結合することで肝細胞に選択的に取り込まれ，取り込み量が肝臓の機能と相関する。肝細胞に取り込まれる程度を，^{99m}Tcの放射活性を指標に体外から測定することで，肝臓の状態が評価できる。

10-7　代謝：生体による物質の化学構造変化

　代謝とは，生体内の酵素により物質の化学構造が変化することである。ここでは，身近な例としてアルコール（エタノール）の代謝をあげる。お酒として体内に取り入れられたエタノールは，胃や小腸から吸収されて門脈に移行する。そして，肝臓へと運ばれ，アセトアルデヒド，酢酸を経て，最終的には二酸化炭素と水にまで分解されて体外へと排出される。ここで，肝におけるエタノールの代謝は，おもにアルコール脱水素酵素（ADH）によるアセトアルデヒドへの変換，さらにアルデヒド脱水素酵素（ALDH）による酢酸への変換によってなされる。また，エタノールの代謝には一部，CYP2E1とよばれる酵素が関係しており，これはアルコール負荷によって誘導されることが知られている。

　薬物の代謝過程を簡潔に示すと，口から飲んで消化管に到達した薬物は，まず小腸の細胞にあるシトクロムP450（CYP）などの酵素によって代謝を受ける。小腸での代謝を免れたとしても，肝臓に到達後，第1相反応（酸化，還元，加水分解）や第2相反応（抱合）を経て，さまざまな形に変換（代謝）される。代謝物は全身を経た後，最終的に腎から尿として，あるいは胆汁から消化管を通って糞便として排泄される。

10-8　薬物代謝における身近な相互作用

　薬物の代謝過程において身近に起こりうる相互作用を取りあげる。グレープフルーツジュースをコップ一杯程度飲んだ後に鎮静薬ミダゾラムを飲んだとき，体内のミダゾラム量がどのように変わるかを調べた臨床研究がある。その報告によれば，水を飲んだ対照群に比べ，グレープフルーツジュースを飲んだ群では血漿中ミダゾラム濃度が上昇することが示された。この現象は次のように説明される（図5）。まず，対照群では，小腸の細胞に存在するCYP3A4とよばれる酵素でミダゾラムが代謝されるため，血中へ移行するミダゾラム量は制限されて（低下して）いる。一方，グレープフルーツジュースを飲んだ群では，ジュース内に含まれる成分（ベルガモチンなどのフラノクマリン類）が小腸のCYP3A4を阻害する。それにより血中へ移行するミダゾラム量が増加し，血漿中濃度が上昇する。ミダゾラム以外にも，カルシウム拮抗薬（高血圧症・狭心症治療薬），HMG-CoA還元酵素阻害薬（高脂血症治療薬）や免疫抑制薬などのさまざまな薬物がCYP3A4によって代謝される

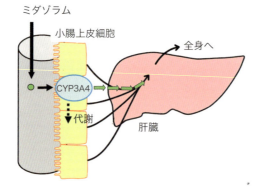

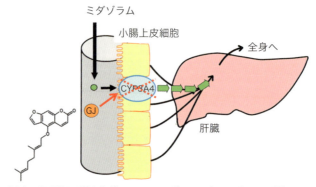

GJ中のCYP3A4阻害物質の1つ：ベルガモチン（フラノクマリン類）

図5　グレープフルーツジュースによる代謝阻害と薬物吸収の変化

ので，薬物同士の飲み合わせだけでなく，薬物と飲食物との相互作用にも十分に注意を払う必要がある。

10-9　排泄：薬物動態の最終段階

　ビタミンが入ったドリンク剤や錠剤などを飲んだ後，尿がいつもより黄色く感じたことはないだろうか。このおもな原因はビタミン剤に含まれるビタミン B_2（リボフラビン）である。すなわち，飲んだビタミン剤のビタミン B_2 は消化管で吸収されて体内に分布した後，腎臓を経て尿として体外に出される（排泄される）。その黄色を改めて目にしたということである。

　薬物の排泄を担う主要な臓器は腎臓である。腎臓での薬物の動きは，糸球体ろ過，尿細管分泌，尿細管再吸収の3つの過程で表される。とくに尿細管分泌は，薬物などの生体外異物の腎排泄過程において重要な役割を担っている。この尿細管分泌にもトランスポーターが

2章 医薬品

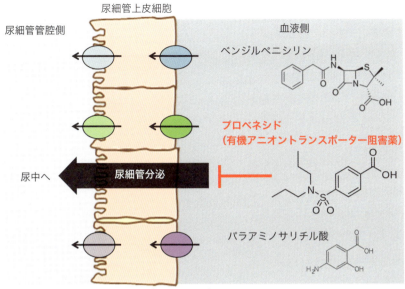

図6 腎排泄過程における薬物間相互作用

関与しており，おもにアニオン性薬物を認識する有機アニオン輸送系とカチオン性薬物を認識する有機カチオン輸送系とに大別される。さまざまな薬物が，トランスポーターを介した尿細管分泌を受けて尿中へ排泄される。また，痛風の治療薬として用いられるプロベネシドは，ベンジルペニシリンやパラアミノサリチル酸などのアニオン性薬物の尿細管分泌を強力に阻害することが知られている（図6）。この特徴を利用して，腎排泄により体内から消失しやすいベンジルペニシリンやパラアミノサリチル酸などの体内滞留性を高めるために，プロベネシドが併用投与される場合がある。これは薬物動態学的相互作用を治療目的で有効に利用している好例といえる。

また，最近はドーピングがメディアで取り上げられることも多い。ドーピング検査において尿が用いられるのも，摂取した薬物やその代謝物が尿中に排泄されることと密接に関係している。

10-10　薬物動態の最適化：有効かつ安全な医薬品の開発にむけて

上述したプロベネシドによる薬物の尿細管分泌の阻害は，分泌阻害を受けた薬物の血中濃度を高く維持することにつながり，薬効の持続化が期待できる。一方で，併用する薬物によっては，血中濃度の上昇による副作用の発現を考慮しなければならない。近年，ポリファーマシーとよばれる多剤服用が問題となっているが，処方される医薬品が増えれば増えるほど，薬物相互作用を起こす確率は増加する。また，グレープフルーツジュースなどの飲食物が薬物の体内動態に大きく影響する例も知られるようになってきた。薬物療法の安

全性を確保するためにも，臨床において，薬物の吸収，分布，代謝，排泄の各過程における薬物－薬物間あるいは薬物－飲食物間の相互作用に十分に注意し，そのうえで適切な対応をとることが，医薬品を使用する医療従事者の責務である。

理想的な医薬品とは，期待する主作用だけを体内で発現させて，期待しない副作用を十分に抑え込んだ製剤といえる（**図7**）。薬物動態の分子メカニズムの解明やその制御の技術開発は近年目覚ましく，理想の形にできるだけ近づけることが可能となりつつある。薬物動態の最適化を行うドラッグデリバリーシステム（DDS）には，薬学のみならず，医学や工学の技術や知識が不可欠である。柔軟な発想によるアイデアが，医薬品候補物質を画期的な医薬品へと導く可能性が十分にある。

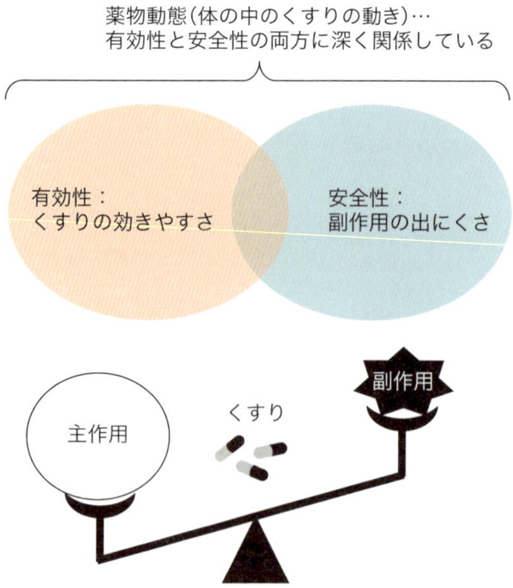

図7　薬物の有効性・安全性と薬物動態

11　医薬品の吸収と製剤化技術

　一郎さんは普段決まった薬局で薬をもらっていますが，ある日は忙しく，たまたま職場の近くにあった薬局を訪れました。処方箋とお薬手帳を見せたところ，「あいにく普段出されている薬の在庫がなく，同じ有効成分でOD錠というものがあります。効き目は変わりませんのでそちらでもよいでしょうか」と聞かれました。OD錠は水なしでも飲めるよう工夫された製剤なのだそうです。

[関連トピック] 薬の開発，後発医薬品（「7 医薬品のシード」p56，「10 薬が効くしくみ②：薬物動態学」p77，「12 医薬品の供給を担う工学」p95），薬の吸収，送達（「10 薬が効くしくみ②：薬物動態学」p78）

11-1　製剤化技術

　現在，発売されている医薬品の多くは薬理作用をもった低分子の有機化合物である。しかし近年，新薬の研究開発において，低分子化合物の開発難易度が上がり，各製薬会社の開発費が高騰している。さらに，多くの低分子化合物が市場に出ていることから，いくつかの疾患については，従来の医薬品による治療で多くの患者の治療満足度が満たされていることもあり，画期的な新薬が生まれにくい状況である。一方で，2013年の世界の医薬品売上ランキングでは，上位4位までを抗体医薬が占め，上位10品目のうち低分子化合物は3品目しかない。つまり，これまでの科学技術の進展に伴い，薬効をもった低分子化合物の開発自体の難易度が上昇していることを示している。

　医薬品が開発されるまでにはおおよそ10年の期間を要し，長いものでは20年ともいわれている。また，医薬品の開発が他の産業の製品ともっとも異なる点は，ヒトでの有効性と安全性について，多くの臨床試験が必要となる点である。現在，各製薬会社はグローバルでの開発を進めており，激しい新薬開発競争が行われている。また，時代が進むにつれて各国での規制が厳しくなり，新薬の承認を得ることが難しくなっていることも，開発費が増大している一因である。

　化合物の段階で薬効や安全性が確かめられたとしても，患者に服用してもらい，その化合物が十分に薬効を発揮するためには，「製剤化」を行うことが重要となる。ほとんどの医薬品は，さまざまな製剤添加剤を用いて製剤という形にすることで使用される。安全に，用量が正確に服用され，かつ薬効が十分に発揮されるためには，さまざまな工夫を施す必要がある。

　近年，製薬会社の合併や外資系製薬会社の撤退などで，日本国内の製薬会社が減少している一方，政府の後発（ジェネリック）医薬品の推進に伴って，後発医薬品会社の売上高は上

昇し，研究所や工場が新設されている。そのため製剤技術者を必要としている後発医薬品会社は多い。また，先発医薬品の製薬会社も自社で生産を行うため，国内に製剤研究所と工場をもっている場合が多い。製剤技術者のなかには製剤を実際に学んで研究してきた薬学部出身者が少ないため，工学部や理学部出身者が研究者として多数活躍している。本項は，そのような医薬品開発の現状を知ること，さらに製剤の基礎的な知識を学び，薬の剤形や製造工程に関して興味をもってもらうことを目的とする。

11-2 剤形

医薬品の有効成分そのものが単独で投与されることは，開発費やスピードの観点から早期の臨床試験段階では実施されている状況ではあるが，最終製品ではほとんどの医薬品がさまざまな添加剤とともになんらかの剤形として製剤化され，使用されている。

たとえば，近年は少量で劇的な薬効を示す医薬品も非常に増えている。したがって，製剤中に含まれる成分が実際の表示通り正確に入っていることはきわめて重大である。医薬品の製造工程では主薬を製造工程中で均一に保つことが重要である。均一でない場合，製剤に含まれる主薬成分の含量にばらつきが生じ，表示量よりも含量が少ない場合は有効な治療効果を発揮することができず，一方表示量よりも多い場合は副作用を引き起こす可能性がある。

製剤化にあたっては以下の点を考慮しなければならない。
① 人や動物に対して，副作用なく安全に投与できること
② 適切な投与量において，薬効を発揮し，薬効を維持すること
③ 必要な薬物含有量を正確に有すること
④ 製剤間の品質にばらつきがないこと
⑤ 保存期間中に，薬物の物理化学的変化がないこと

以上の，有効性，安全性，実用性等を考慮した製剤設計が求められる。現在では，製剤の開発に先立ち，目的の医薬品に対し製剤化を行ううえで必要な Target Product Profile が設定され，各医薬品に適した剤形選択や製剤設計が行われている。さらに，上述のように医薬品開発は近年グローバル化が進んでいることから，各地域に応じた医薬品開発を考えて製剤設計を行う必要があり，製薬会社それぞれで戦略が立てられている。

第十七改正日本薬局方の製剤総則には，**表1**に示すような剤形が記されている。製剤総則とは，有用な製剤を合理的に分類・定義し，その品質を保証するために必要となる試験法・容器包装・貯蔵法などを示したものである。ここに記された剤形はさらに製剤の性状，機能および特性から再分類されている。詳細については日本薬局方を参照されたい。

表1の剤形分類のなかでも，製薬会社が開発している割合がもっとも高いのが錠剤を含む固形製剤である。さらに固形製剤のなかでも錠剤は，生産効率がよく，服薬コンプライアンスが高い点などからもっとも利用されている。しかし，原薬の特性や，適応症，対象年齢

2章　医薬品

表1　製剤総則による剤形分類

製剤総則					
錠剤	シロップ剤	口腔用液剤	眼軟膏剤	注腸剤	スプレー剤
カプセル剤	経口ゼリー剤	注射剤	点耳剤	腟錠	軟膏剤
顆粒剤	口腔用錠剤	透析用剤	点鼻剤	腟坐剤	クリーム剤
散剤	口腔用スプレー剤	吸入剤	坐剤	外用固形剤	ゲル剤
経口液剤	口腔用半固形剤	点眼剤	直腸用半固形剤	外用液剤	貼付剤

に応じた剤形を選択することも非常に重要である。

　ここでは，各種剤形の違いのなかでもとくに散剤と顆粒剤について簡単に説明する。製剤総則の規定において，散剤と顆粒剤は以下のように定義される。

散剤：
経口投与する粉末状の製剤である。本剤は溶出試験法に適合する。分包品は，製剤均一性試験法に適合する。本剤に用いる容器は，通例，密閉容器とする。

顆粒剤：
経口投与する粒状に造粒した製剤である。本剤を製するには，通例，粉末状の有効成分に賦形剤，結合剤，崩壊剤又はそのほかの添加剤を加えて混和して均質にした後，適切な方法により粒状とする。あるいは，あらかじめ粒状に製した有効成分に賦形剤などの添加剤を加えて混和し，均質にするかまたは適切な方法により粒状とする。製剤の粒度の試験を行うとき，18号（850 mm）ふるいを全量通過し，30号（500 mm）ふるいに残留するものは全量の10％以下であり，200号（75 mm）ふるいを通過するものが全量の30％以下のものを，細粒剤と称することができる。溶出試験法または崩壊試験法に適合する。分包品は，製剤均一性試験法に適合する。通例，密閉容器に保存する。

　散剤は粉末状の製剤であり，第十五改正日本薬局方までは，細粒と散剤とは粒子径分布によって区別されていたが，第十六改正日本薬局方からは，粒を造る操作である造粒を行って作製した製剤を顆粒剤とし，造粒操作を行わなかったものを散剤として定めた。また，上記の定義から明らかなように，散剤に崩壊試験法の記載がないのは，散剤は粒を造る操作をしていないため，それ以上崩壊することがないためである。散剤は，有効成分の原薬を粉砕処理することで粒子径を小さくした剤形の1つである。しかし，原薬をただ粉砕しただけであることから流動性が悪く，調剤や服薬時に取り扱いにくいという問題がある。

　一方，顆粒剤は医薬品原薬に添加剤（賦形剤，結合剤，崩壊剤，コーティング剤等）を加えて，混合・造粒し，その後分級を行い粒状にしたものである。散剤と比較して，粒子径が大きいため流動性や充てん性がよく，調剤や服薬時に取り扱いやすい。このように目的に応じた製剤化が非常に重要であり，そのために医薬品添加剤が必要となる。

用途に応じて，賦形剤，崩壊剤，結合剤，保存剤などの各種添加剤が利用されるが，これら医薬品添加剤は製剤投与量に対して薬理作用を示してはならない。最近は新しい医薬品添加剤についての承認が厳しくなり，製薬会社はこれまで使用実績のある添加剤をもとに製剤開発を行うことが多い。また，製剤開発する国によってもレギュレーションは異なる。たとえば，ヨーロッパや日本ではこれまでの使用実績をもとに添加剤の最大投与量を決定する傾向にあるが，アメリカでは使用する添加剤の効果と安全性が示されれば，実績以上の投与量についても比較的認可されやすい。さらに，小児製剤に対しての添加剤の規制は厳しく，これまで欧米では小児製剤の剤形として内服液が一般的であったが，内服液には保存剤が必要となるため，小児への安全性を考慮した製剤設計が要求されている。

11-3　製造工程

　錠剤は，一定の形状で固形の，経口投与するための製剤である。錠剤には，口腔内崩壊錠，チュアブル錠，発泡錠，分散錠および溶解錠が含まれる。錠剤の一般的な製造方法を図1に示す。

　錠剤の製法は，用いる配合末の性状により顆粒圧縮法と直接粉末圧縮法に分類される。顆粒圧縮法は顆粒の調製方法により，湿式造粒法と乾式造粒法に細分される。一方，直接粉末圧縮法は直接圧縮法（直打法）と半乾式顆粒圧縮法（セミ直打法）に細分される。

　錠剤の製造時には，①一定のかさや重量を与えるために添加される賦形剤，②服用後に消化管内で錠剤を容易に崩壊させるために添加される崩壊剤，③原料となる粒子同士を接着しやすくするために添加される結合剤，④製造時に粉末の流動性を改善したり，打錠後に錠剤を臼や杵から離れやすくするために添加される滑沢剤，⑤腸溶性や徐放性等の機能を付

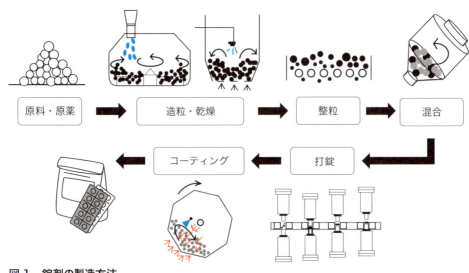

図1　錠剤の製造方法

2章 医薬品

(a) キャッピング 　(b) ラミネーティング 　(c) スティッキング 　(d) バインディング

図2　さまざまな打錠障害例

与するために添加されるコーティング剤など，さまざまな医薬品添加剤が添加される。

これらの添加剤の割合が適当でない場合や，打錠機の圧縮成型性に問題がある場合，できあがった錠剤に図2に示すような (a) キャッピング（錠剤上面の剥離），(b) ラミネーティング（錠剤中央部からの2層剥離），(c) スティッキング（杵への付着による錠剤表面欠損），(d) バインディング（臼表面の摩擦による錠剤側面の傷）などのさまざまな打錠障害が生じることがあるため，注意を要する。

打錠工程は顆粒を圧縮成型して錠剤を製造する工程である。図3にその概要を示す。打錠工程では原料特性が最終製品の品質に影響を及ぼすため，打錠前の造粒工程における顆粒の調製は，打錠障害に関わる問題である。打錠では，充填時の顆粒の偏析が製剤均一性，溶出性，硬度などの品質特性に影響を与える。つまり，打錠工程を制御するためには，原料や顆粒の特性等も考慮して製剤設計を行うことが必要となる。

口腔内崩壊錠は錠剤に含まれる剤形で，近年国内では非常に開発が進んでいる。日本薬局方では口腔内崩壊錠の規定として，「口腔内で速やかに溶解又は崩壊させて服用できる錠剤」であり，「適切な崩壊性を有する」とされているのみであり，何秒以内に崩壊するといった規定は定められていない。米国食品医薬品局のガイダンスでは，崩壊試験法において30秒より短い崩壊時間という目安が示されているが，実際のところ，通常の崩壊試験法で開発された製剤が，口腔内でどのくらいの時間をかけて崩壊するかはわからない。そのため，さまざまな会社が口腔内崩壊錠用の崩壊試験器を開発し，販売している。口腔内崩壊錠の製造分類には，ザイディス®のような鋳型錠や，湿製錠，一般錠などがある。ジェネリック医薬品の推進に伴って口腔内崩壊錠の開発は盛んであり，各社さまざまな方法で特許を取得している。

ただし，口腔内崩壊錠は日本では活発に製造されているものの，欧米では日本ほど口腔内崩壊錠の要求は高くない。欧米で口腔内崩壊錠として知られているのは，鋳型錠として作製されるザイディス®くらいである。ザイディス®は他の口腔内崩壊錠と比べて崩壊性が非常に優れている一方，脆く一包化はできないため，国内では他の口腔内崩壊錠が処方されることが多い。いずれの口腔内崩壊錠にも長所・短所が存在するため，各社はそれぞれの医薬品に応じた口腔内崩壊錠を開発している。

11-4　結晶多形

医薬品の開発において，有効成分である化合物の結晶多形を知ることは非常に重要であ

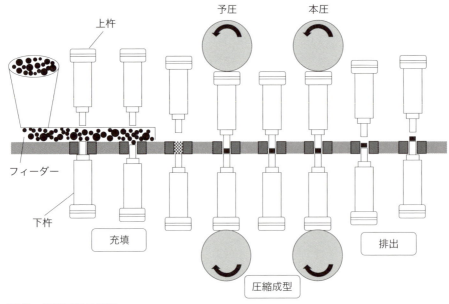

図3 打錠工程の概要

る。結晶多形とは，同じ化合物でありながら，結晶中の分子配列が異なる状態のことである。医薬品のように複雑な化合物は，ほとんどが結晶多形を有するといわれている。近年，新薬の研究開発において低分子化合物の開発難易度が上がり，構造が複雑になっていることから，開発の初期段階で候補化合物の結晶多形を把握しておくことは重要である。結晶多形は，結晶構造が異なることからそのエネルギー状態が違い，溶解度も異なる。これまでにも，開発初期段階では実現されていた結晶形が途中で変わり，初期段階の結晶形を工場レベルで再現できなくなった事例なども存在する。すでに製品化され，販売されているにも関わらず初期の結晶形を実現できなくなると，溶解度が変わり，薬効にも影響を及ぼす。つまり，製薬会社は自社が開発する化合物について，結晶多形をすべて初期の段階で把握しておかなければならない。そこで各社はさまざまな方法によって，自社の化合物の結晶多形を探索している。

　結晶多形を検出する方法として，粉末X線回折，熱分析，分光学的手法などさまざまな方法があげられる。なかでも粉末X線回折はもっとも簡便な手法として汎用されている。結晶性物質では，構成分子や原子が一定の周期性をもって，数Åの間隔で規則正しく三次元に配列している。この格子の最小単位が単位格子であり，単位格子中の任意の3格子点で規定される格子面は，多くの平行な面を形成する。結晶性物質の結晶構造はそれぞれの物質に固有である。このような結晶に，波長1～2Åの電磁波であるX線を照射すると，X線は結晶内の原子の種類により特定の方向に回折される。結晶中の格子面の間隔がそろっており，ブラッグの条件を満たすとき，散乱X線は干渉する。その際横軸に回折角度，縦軸に回折強度をとると，粉末X線回折パターンが表される。結晶多形どうしではこの回折チャー

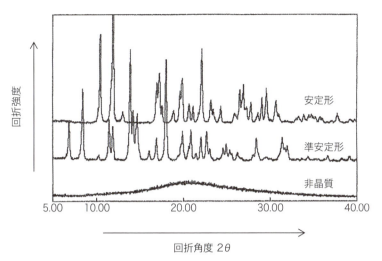

図4 粉末X線回折パターンによる結晶形の比較

トが異なり，結晶形が等しい場合は回折パターンのピーク位置が一致することから，粉末X線回折は結晶多形を定性的に確認する方法として多用されている。図4に粉末X線回折法による結晶性の評価を示す。

　ここで示した粉末X線回折パターンは同じ化合物のものである。この場合，安定形の結晶と準安定形の結晶が結晶多形であり，回折パターンが異なっていることがわかる。また，一番下の回折パターンは非晶質とよばれるもので，分子が集合した固体状態ではあるものの，結晶とは異なり空間分子配列の規則性が失われている。非晶質は結晶に比べて溶解性が優れているため，近年，難溶性薬物が増加している製剤化の分野において非常に注目を集めている。しかし，結晶に比べて物理化学的に不安定であり，保存中に結晶化が起こる可能性があることから，長期保存可能な固体分散体の製剤化に関する研究が行われている。

11-5　さまざまな剤形

　表1に示したとおり，製剤総則には錠剤や顆粒剤などの剤形以外にもさまざまな剤形が記載されている。たとえば，「気管支・肺に適用する製剤」である吸入剤は，医薬品を気管支や細気管支，肺胞表面に送達し局所作用を及ぼすという従来の目的に加えて，肺は40〜100 m^2 と大きな表面積を有していること，肺胞の上皮細胞は薄く薬物の透過性が良好であること，代謝酵素の活性が低いことなどから，全身性疾患の治療を目的に肺から医薬品を投与するために用いられる例も出てきている。肺から投与するメリットとして，循環血液中に送達した場合に肝初回通過効果を避けることができること，速やかに治療効果を発現できることがあげられる。

　吸入製剤には，ネブライザー式吸入剤，加圧定量噴霧式吸入剤，粉末吸入剤（Dry Powder

Inhaler：DPI）などの種類がある。なかでも，DPI は小型で携帯性に優れること，液体と比べ粉末は一般的に化学的な安定性に優れること，ネブライザーなどと異なり患者自身のタイミングで吸入できることなどから，開発が期待されている。DPI 製剤として化合物を肺に効率よく送達させるためには，化合物粒子の空気力学的粒子径として 0.5〜5 μm くらいがよいといわれており，粒子径の大きさの違いによって到達部位が異なることが知られている。また，一般的に 5 μm 程度の微粒子は一次粒子どうしが凝集し，2 次粒子として大きくなってしまう問題点があるため，そのような微粒子は乳糖などの粗大な粒子に付着させた製剤としてよく用いられる。微粒子は吸入時の気流により乳糖などのキャリア粒子から分離され，肺深部に沈着することができる。

11-6　ジェネリック医薬品

　2015 年に政府が発表した骨太の方針 2015 において，ジェネリック医薬品の数量シェアを 2017 年までに 70％以上，2020 年度までのなるべく早い時期に 80％以上にするという目標が掲げられた。海外ではジェネリック医薬品は日本以上に普及している。たとえば米国では，特許が切れると同時にジェネリック医薬品への切り替えが行われ，数量ベースで 90％以上ものシェアをジェネリック医薬品が占めている。日本でも，ジェネリック医薬品へのニーズは高まっている一方で，より低価格で高品質なジェネリック医薬品が要求されており，今後ジェネリック医薬品会社同士の合併や統合などが進んでいくことも考えられる。また，低分子化合物の開発品が減少していることから，ジェネリック医薬品自体の開発パイプラインも非常に少なくなっており，これまで以上の競争が起こるとも考えられる。

　ジェネリック医薬品は，先発会社が製造していた医薬品（新薬）の特許期間が過ぎた後に，他のメーカーから同じ有効成分で製造，販売される医薬品で，効き目，品質，安全性が新薬と同等であることを条件に国から承認される。そのため，ジェネリック医薬品と新薬とは有効性や安全性の点で違いはなく，ジェネリック医薬品のほうが新薬に対して後から開発されるため，付加価値を付けた製剤化も行われている。たとえば，最新の製剤技術をもとに苦味をマスキングしたものや，口腔内崩壊錠などである。飲みやすさや扱いやすさなど，さまざまな工夫を加えた開発がなされている。

12 医薬品の供給を担う工学

太郎君には疑問があります。薬剤師の叔父さんに，漢方薬などの医薬品の成り立ちについて尋ねたところ，「乳鉢」や「薬研」などの道具ですりつぶす様子が時代劇などでみられることを教えてもらいました。しかし多くの人が薬を飲む現在，昔のように調剤をしていては間に合わないはずです。薬を安定した品質で大量に生産して供給するために，どんな技術が必要なのでしょうか。

[関連トピック] 薬の開発，ジェネリック医薬品（「7 医薬品のシード」p56，「10 薬が効くしくみ②：薬物動態学」p77，「11 医薬品の吸収と製剤化技術」p87），リガンドの探索（「8 テーラーメイド医療を目指して」p64）

12-1 医薬品と製薬会社

医薬品は，人々の健康保持に欠かせない，生活に密着した存在である。医薬品には，医師の処方箋が必要とされる医療用医薬品と，消費者の判断で購入できる一般用医薬品がある（図1）。医療用医薬品では，患者は医師の処方箋に基づき，薬局で薬剤師から薬についての説明を受けてその指示どおりに服用する。医療用医薬品はさらに，特許期間内にある先発医薬品と特許期間を過ぎた後発医薬品に分けられる。多大な研究開発費を要する先発医薬品に比べて後発医薬品は安価であり，その普及による医療費の抑制が期待される。

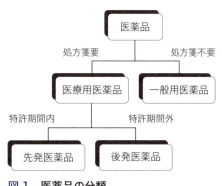

図1 医薬品の分類

新薬創出およびその臨床開発には多大な費用と時間を要し，多くの生命科学，薬学および工学分野の技術者・研究者が活躍している。新薬はおもに，先発医療用医薬品を手がける製薬会社の研究開発によって創出される。まず，新規医薬品の「タネ」となる候補化合物を見いだし，次に前臨床試験を行って毒性等の問題がないかどうかを検証し，クリアした化合物のみが臨床試験に進む。効果と安全性をヒトで立証することができれば医薬品として承認されるが，医薬品になるまでには莫大な研究開発費と10年を超える長い期間が必要とされる。

12-2　医薬品研究のプロセス

医薬品候補化合物の探索は一般に図2のようなプロセスで行われる。まず，注目疾患の治療に有望と考えられるターゲットを選定し，アッセイ系を構築する。次に膨大な数の化合物を機械的にアッセイ系にかけ（ハイスループットスクリーニング：HTS），見つかったいくつかの化合物から，活性をさらに高めるなどしてリード化合物（医薬品となる可能性をもった化合物）を作る（Hit to Lead）。リード化合物からさらに関連化合物を合成し，より副作用の少ないものがないかなどを探索する。これらのプロセスは，合成，薬理，薬物動態，安全性の各研究者からなるチームで行われる。化合物の設計・合成を担うメディシナルケミストは，合成した化合物の生理活性や物性データをもとに構造活性相関情報を取得し，新たな化合物を設計する。現在，創薬過程でクリアしなければならないアッセイは膨大な数にのぼり，創薬は非常にハードルの高い仕事になったといえる。

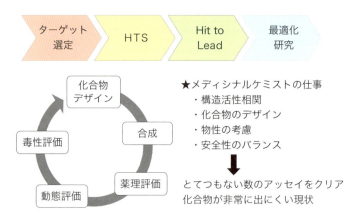

図2　医薬品研究のプロセス

12-3　医薬品となりうる化合物

いわゆる「くすり」として用いられるものは，昔は薬草などであった。しかし，それらには効果を示す成分はわずかしか含まれておらず，その効果は限定的であった。19世紀頃になると植物や微生物から有用な成分を抽出・精製する技術が発展し，モルヒネ等の活性成分を薬として使用できるようになった。さらに，有機合成技術の発展によって天然には存在しない化合物を創り出すことができるようになり，さらに多くの化合物が見いだされた。20世紀末には抗体医薬品を中心とする生物製剤（バイオ医薬品）が登場し，それまで治療困難とされていた自己免疫疾患等にも優れた治療薬を提供できるようになった。現在では，医薬品はおもに天然物医薬品（微生物の二次代謝産物や植物由来の化合物），合成医薬品（化学合成により創製された化合物），バイオ医薬品（抗体医薬品等）に分類できる（図3）。

a．天然物医薬品

初期の天然物医薬品は薬草の活性成分の単離によって発見されていたが，フレミングが

2章 医薬品

微生物代謝産物由来医薬品の例

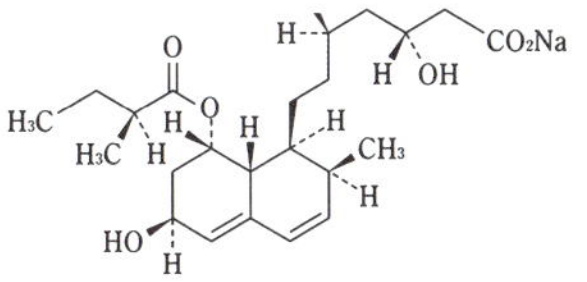

プラバスタチンナトリウム(メバロチン®)
(分子量446.5)
【高脂血症治療薬】

化学合成医薬品の例

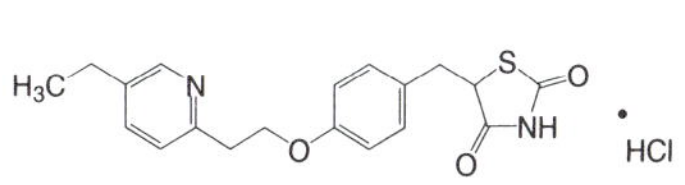

ピオグリタゾン塩酸塩(アクトス®)
(分子量392.9)
【糖尿病治療薬】

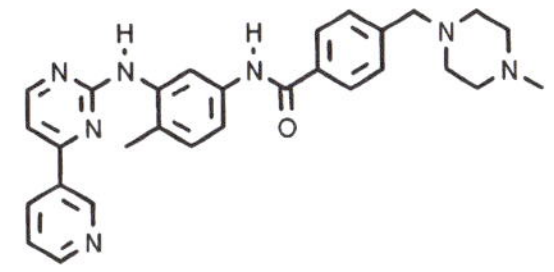

イマチニブメシル酸塩(グリベック®)
(分子量589.7)
【慢性骨髄性白血病治療薬】

バイオ医薬品(遺伝子組み換え医薬品)の例

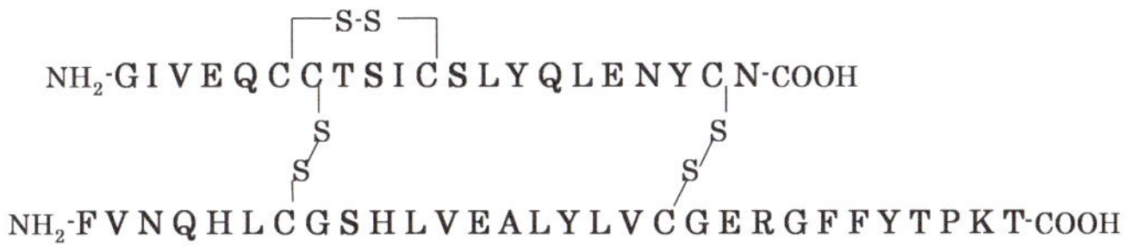

```
            S-S
NH₂-GIVEQCCTSICSLYQLENYCN-COOH
          S          S
          S          S
NH₂-FVNQHLCGSHLVEALYLVCGERGFFYTPKT-COOH
```

インスリン(分子量5807)
【糖尿病治療薬】

図3 天然物,合成,バイオ医薬品の例

表1 医薬品として実用化されているおもな微生物由来生理活性物質

【抗生物質】
　βラクタム系（ペニシリン G, methicillin, cephalospolin C など）
　アミノグリコシド系（ストレプトマイシン, カナマイシン, ネオマイシンなど）
　マクロライド系（エリスロマイシン, <u>アジスロマイシン</u>, leucomycin など）
　アンサマイシン系（rifamycin SV, リファンピシン）
　テトラサイクリン系（7-chlorotetracycline, 5-hydroxytetracycline, テトラサイクリン）
　クロラムフェニコール
　リポペプチド系（echinocandin B, <u>ミカファンギン</u>）

【抗腫瘍性物質】
　アクチノマイシン D
　アンスラサイクリン系（ダウノマイシン, アドリアマイシン, aclacinomycin A など）
　neocarzinostatin
　ブレオマイシン系（ブレオマイシン, ペプロマイシン）
　マイトマイシン C

【その他】
　HMG-CoA 還元酵素阻害薬（compactin(ML236B), プラバスタチン）
　免疫抑制薬（シクロスポリン A, タクロリムス(FK506)）
　αグルコシダーゼ阻害薬（アカルボース, ボグリボース）

下線つきのもの：微生物代謝産物の化学変換による誘導体

アオカビから世界初の抗生物質であるペニシリンを発見したことを皮切りに，数多くの医薬品が微生物の二次代謝産物から発見された（表1）。天然物の特徴として，人智の及ばない特異かつ複雑な構造を有することがあげられ，その構造に基づいて抗菌，抗がん，免疫抑制等の多様な生理活性を示すものが多く存在する。1960～1980年代には製薬会社で活発に

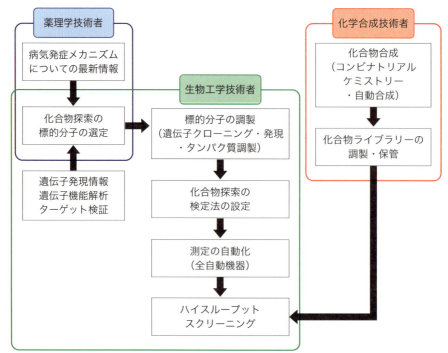

図4 医薬品リード化合物探索の手順

研究されていたが，近年は新規物質の発見が困難になってきたこともあり，縮小傾向にある。しかし，天然物は化学合成では効率的に作ることが難しい特異な構造を有することから，依然魅力的な化合物ソースであり続けている。

b. 合成医薬品

　図4に示すように，すべての医薬品は生物系，工学系，化学系の技術者の共同作業で創られている。世界初の合成医薬品であるアスピリンのように，初期の合成医薬品は生理活性化合物の構造改変が主であった。しかし，一挙に多様な化合物を合成できるコンビナトリアルケミストリーや，機械によって自動で数万から数百万の化合物をスクリーニングできるハイスループットスクリーニング等の技術によって，生体内リガンドが不明なタンパク質に対しても，それに作用する有望化合物（リード化合物）を高確率で見いだせるようになった。さらに，受容体，酵素，チャネル，トランスポーターなどの疾病に関わるタンパク質を，遺伝子組み換えによって効率的に調製することができるようになったことも，スクリーニングの効率化に貢献した。合成医薬品を探索する際に，一般に化合物の脂溶性を向上させると生理活性が向上することが多く，単に高い活性をもつ化合物を創ることは比較的容易である。しかし，水溶性がない化合物は体内で効果を発揮できず，薬物動態や安全性に問題があるケースが多い。メディシナルケミストには，脂溶性を上げずに生理活性を向上させることが求められる（図5）。近年では物性の改善と活性の向上を両立した化合物設計が重要

とされ，「ドラッグライク」な化合物の基準づくりがなされることで，創薬の効率化が目指されている。

c．バイオ医薬品

遺伝子組み換え技術や細胞培養技術の進歩により，ヒトの生体内で恒常性維持や成長に重要な働きをしている生理活性タンパク質やペプチドを医薬品として製造できるようになった。このような医薬品をバイオテクノロジー応用医薬品（バイオ医薬品）という（**表2**）。とくに，抗体を遺伝子組み換えによってヒトタンパク化する技術によって，抗体医薬品が続々と実用化された。抗体医薬品は低分子化合物に比べて標的分子に対する選択性が高く，血中半減期が長く薬効が持続するという特徴がある。

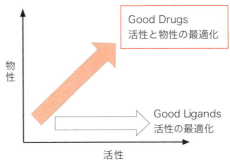

創薬研究：
× 単なる高活性化合物の探索
○ 活性と物性のバランスに優れる化合物の探索

図5　化合物最適化の目的

表2　日本で臨床応用された代表的なバイオ医薬品

【代表的なバイオ医薬品】
1985～	インスリン（糖尿病）
1985～	インターフェロンα/β（多発性骨髄腫，胃がん，B型肝炎，C型肝炎）
1986～	成長ホルモン（小人症，ターナー症候群）
1989～	エリスロポエチン（貧血，自己血貯血）
1991～	顆粒球コロニー刺激因子（好中球減少症）
1991～	ティシュプラスミノーゲンアクチベータ（血栓症［急性心筋梗塞］）
1992	インターロイキン2（血管内皮腫，腎がん）
1993～	血液凝固因子第Ⅷ，Ⅶ，Ⅸ（血友病）
2001～	抗体医薬20種以上（悪性リンパ腫，乳がん，大腸がん，関節リウマチなど）
2007	ヒト血清アルブミン（低アルブミン血症，出血性ショック）
2010	ヒトGLP-1アナログ（2型糖尿病）
2010	細胞障害性Tリンパ球抗原4（CTLA-4)-Fc融合タンパク（関節リウマチ）
2012	VEGF受容体細胞外ドメイン-Fc融合タンパク（浸出型加齢黄斑変性症）　など

＊国内のバイオ医薬品市場（2011年度）：約8400億円

12-4　今後の展望

近年，新規に上市される医薬品の数は減少傾向にある。その理由として，創薬研究の進展により新規創薬標的が枯渇したことがあげられる。そこで，低分子合成化合物，バイオ医薬品に続く新しい薬を創る手法の開発が求められている（**図6**）。医薬品産業は知識集約型産業であり，日本は世界でも数少ない，新規医薬品を創出できる研究力を有する国である。患

者の待ち望む画期的新薬を創出するためには，医学，薬学だけでなくさまざまな生命科学関連分野からの，最先端の知識と高度な技術が必要となる．とくに生命科学と工学の両方の知識と技術をもった人材が，新しい創薬研究を切り拓くことを期待したい．

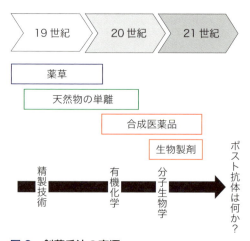

図6　創薬手法の変遷

第3章 超高齢社会を支える医療と医工薬連環科学

　日本の高齢化は世界でも類をみない速度で進展しており，2025年には国民の3人に1人が65歳以上になると推計されています。国は，高齢者が医療や介護につながりながら地域で暮らし続けられるようなしくみづくりを進めており，医療に関わる職種の連携はますます重要になってきています。この章では，高齢者に発生しやすい病気を例に，さまざまな医療職が果たす役割や，高齢者の生活を支える工学技術について紹介します。

13 骨粗鬆症

> 高槻正雄さんは85歳，妻である恵美子さん（82歳）の介護を受けています。しかし，恵美子さんも最近持病の腰痛が悪化し，介護もままならなくなってきました。かかりつけの医師からは痛み止めと骨粗鬆症の薬をもらっています。
>
> [関連トピック] 骨密度測定（「4 超音波技術」p41），骨プレート（「14 硬い医療材料」p109）

13-1 骨粗鬆症とは

　骨は髪の毛や皮膚と同じように新陳代謝を繰り返しており，劣化した骨をこわし（骨吸収），新たに骨をつくること（骨形成）によって骨組織のリモデリングを行っている。加齢や生活習慣によって骨吸収が骨形成を上回り，骨量が減少し続けると骨粗鬆症となる（図1）。脆弱性骨折のある例では，骨密度が若年成人期における平均値の80％未満，脆弱性骨折のない例では70％未満であると骨粗鬆症と診断される。骨粗鬆症が進行すると，骨がスカスカになり，転倒などの比較的軽微な外力でも骨折しやすくなる。とくに女性では，ホルモンのバランスが大きく変化する閉経後に骨の量が急激に減少するため*，骨粗鬆症になりやすくなる。骨折が原因で日常生活行動（Activity of daily living：ADL）が低下し，さらには寝たきりになってしまうことが，大きな社会問題となっている。

*エストロゲンは骨吸収を抑制するはたらきをもつ。閉経後の女性ではエストロゲンが急激に減少し，骨吸収に対する抑制がきかなくなるため，結果として骨量の減少を招く。骨粗鬆症が女性に多いのはこの理由による。

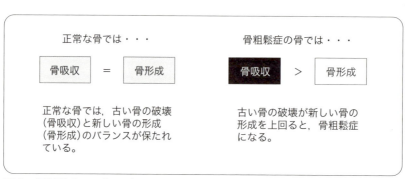

図1　骨粗鬆症のメカニズム

13-2 治療

　骨粗鬆症治療の目的は骨量の低下を防ぐことである。治療薬として，ビスホスホネート薬，選択的エストロゲン受容体モジュレーター（SERM）などの骨吸収抑制薬や，カルシウム吸収を増加させるカルシウム薬がよく用いられる。骨吸収抑制薬は破骨細胞の活動を阻害し，骨の吸収を防ぐ医薬品であり，骨折のリスクを低減させることが明らかとなっている。しかし，これらの治療薬はいずれも骨強度低下による骨折のリスクを部分的に抑制しているに過ぎない。骨粗鬆症の治療では，薬物療法に加え，食事や運動などの生活習慣を是正することで，骨量や骨強度の維持増進を図ることが肝要である。

13-3 予防

　カルシウム，ビタミン D，ビタミン K は骨量低下の予防において重要な栄養素であるため，摂取できるよう努める。また，骨量や骨強度の維持には適度な負荷をかけることが必要であることから，できる範囲で運動を行うことも骨量低下予防には有効な手段である。高齢者の場合，転倒による骨折から寝たきりに至るケースが多く，その人自身の人生に大きな影響を及ぼす。したがって，そもそもの転倒を予防するために片脚起立，スクワットなどのバランスを高める運動を行うことも有用である。

14 「硬い」医療材料

ある夜，恵美子さんは正雄さんのところへ急いで行こうとして，床の段差で転倒してしまいました。救急車を呼んで病院に行ったところ，大腿骨頸部骨折と診断され，プレートで骨を固定する手術を受けました。

[関連トピック] バイオマテリアル（「5 柔らかい医療材料」p44），骨のリモデリング（「13 骨粗鬆症」p102）

現在，バイオマテリアルという言葉が一般的に用いられているが，「バイオマテリアルとは何か」を定義しようとすると難しい。バイオマテリアルの和訳として，古くは「医用材料」が用いられ，次に「生体材料」となった。筆者が知るかぎりもっとも狭義と思われる定義は「人工骨などのように人体に埋植（implant）される材料」であり，もっとも広義と思われるものは「医学，医療，生物学，バイオテクノロジーなどに利用される材料，生物体またはその成分と接触して用いられるという特徴をもつ材料」である。筆者は，次の定義を推奨している。

「正常な皮膚以外の生体組織と接触して使用される材料」

たとえば，視力矯正用医療器具として，メガネとコンタクトレンズがあげられる。これらを構成する材料がすべてバイオマテリアルかと尋ねられたら，「YES」と答える人はおそらくいないだろう。コンタクトレンズはバイオマテリアルで作られていると思われるが，メガネは違うと思われるのではないだろうか。ここで，推奨している定義中の「正常な皮膚以外」という部分が重要である。つまり，「正常な皮膚」に接触する材料は「バイオマテリアル」である必要はなく，メガネはバイオマテリアルを使用する必要はない。しかし「正常な皮膚以外」である眼球と接触するコンタクトレンズでは，バイオマテリアルを使用しなければならないということである。

この定義は一例であるが，わかりやすい定義であると思われる。読者もこれを用いて，身近なものが「バイオマテリアル」であるかを考えてみることをお薦めする。

14-1 バイオマテリアルに必要な特性

バイオマテリアルは生体適合性（biocompatibility）をもつ必要がある。生体適合性には，界面的適合性（interfacial compatibility）と力学的適合性（mechanical compatibility）がある。界面的適合性にはさらに，組織を対象とした「組織適合性（tissue compatibility）」，「血液適合性（blood compatibility）」と，現象そのものを対象とした「組織接着性」などがある。金属系バイオマテリアルでは，耐食性について十分に検討する必要がある。

14-2 金属系バイオマテリアルについて

金属系バイオマテリアルとして，オーステナイト系ステンレス鋼（Fe（鉄）-Cr（クロム）-Ni（ニッケル）系合金），Co（コバルト）-Cr（クロム）-Mo（モリブデン）系合金，Ti（チタン）およびその合金があげられる。歯科用金属系バイオマテリアルでは，これら以外にAu（金）-Pd（パラジウム）-Cu（銅）系合金もある。

金属単体の毒性を考えたとき，毒性が高い金属として水銀（Hg），銅（Cu），亜鉛（Zn），バナジウム（V）があげられる。水銀の毒性が強いことは理解しやすい。しかし銅は身近でよく目にし，触れることが多いにも関わらず，毒性が高い金属の1つであることに注意する必要がある。上述のものよりは毒性は低いが，生体からあまり歓迎されない金属としては，鉄（Fe），アルミニウム（Al），金（Au），銀（Ag），モリブデン（Mo）があげられる。一方，生体に優しい金属には，チタン（Ti），ジルコニウム（Zr），タンタル（Ta），ニオブ（Nb），白金（Pt）などがある。チタン，ジルコニウム，タンタルは周期表の同族金属であることも興味深い。

これらの金属系バイオマテリアルがもつ共通の特性として，14-1でも述べたように界面的適合性（生体組織との接触）が重要である。したがって，材料の腐食により材料自身から「異物」が出てしまうことを抑制すること，つまり，材料の耐食性が良好であることが必須となる。上述した金属系バイオマテリアルは，（ステンレス（stain-less）はその命名から明白であるが）すべて耐食性に優れている。

14-3 チタンとその合金

金属系バイオマテリアルのなかでも，チタン（Ti）とその合金は非常に重要な金属材料であるので，材料工学的な見地からこれを解説する。

チタンは1791年，イギリスの聖職者でアマチュア鉱物学者のウイリアム・グレゴー（図1）により発見されたとされる。グレゴーは南コーンウォールのマナカン（Manaccan）谷でチタンを含む鉱物を発見し，それをマナカナイト（Manaccanite）と名づけたことが報告されている。

さらに，1795年，ドイツの分析化学の権威であるマーチン・ハインリッヒ・クラプロート（図2）が，チタンを含むルチル鉱を成分分析して特異な性質をもつ酸化物を見いだし，新しい金属元素としてチタンと名づけた。この名はギリシャ神話のタイタン（巨人）に由来している。

ただし，これらはあくまでも鉱物でチタンの酸化物を発見

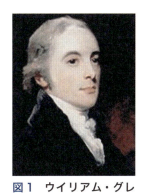

図1 ウイリアム・グレゴー

(http://www.worldofchemicals.com/98/chemistry-articles/william-gregor-discoverer-of-titanium-metal.html より)

したのみである。金属チタンは，1910年にアメリカのマシュー・A・ハンター，1949年にルクセンブルグのウイリアム・クロール（**図3**）が，それぞれナトリウム，マグネシウムで四塩化チタンを還元することを開発するまでは得られなかった。現在では，ナトリウムよりも安全に扱えるマグネシウムを用いるクロール法が主流である。

チタンは同素変態を有し，低温側で安定な最密六方（hcp）構造をもつα相と，高温側で安定な体心立方（bcc）構造をもつβ相がある。α相はα安定化元素であるAlやスズ（Sn）により高温まで安定化し，β相はβ安定化元素であるMo，V，Nb，Ta，Fe，Crなどにより低温まで安定化する。また，Zrなどの中性元素はそれぞれの相に全率固溶する。これらの合金元素の適切量をチタンに添加することで，α型Ti合金，α-β型Ti合金，β型Ti合金が作製できる。

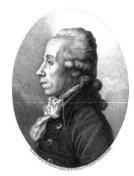

図2 マーチン・ハインリッヒ・クラプロート
（http://www.sil.si.edu/digitalcollections/hst/scientific-identity/explore.htm より）

図4は，チタンへのα安定化元素，β安定化元素添加による組織変化と合金の種別，それに伴う諸特性の変化を示したものである。物性値や機械的性質がα型Ti合金とβ型Ti合金でどう変化するかについて，定性的であるが適正な情報を示している。

以下，α型Ti合金，α-β型Ti合金，β型Ti合金について説明する。

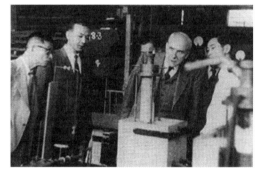

図3 四塩化チタンのマグネシウム還元を開発したウイリアム・クロール（右から2人目）
（株式会社神戸製鋼所提供）

a. α型Ti合金

この型の合金系には工業用純チタンを含む場合も多いため，ここであわせて説明する。工業用純チタンでは，侵入型元素である酸素の添加量を調整して機械的性質を変化させている。製造プロセスでは，酸素とともにFeが混入することが不可避であり，これがおもな不純物となる。引張強さは約300 MPaから690 MPaまで，おもに酸素量で調整されており，酸素の含有量が増加すると引張強さが増加する。JIS規格では1種から4種まで引張強さが規定されており，焼きなまし状態でJIS 1種では290～380 MPa，JIS 2種では360～400 MPa，JIS 3種では450～560 MPa，JIS 4種では550～690 MPaである。引張強さが増加すると，それとトレード・オフの関係にある伸びは低下する。軽元素のみでここまで引張強さを変化させることができる金属材料は，このTi合金のほかにはFe-C（炭素）合金のみであることからも，Ti合金はとてもユニークな金属材料といえる。

α型Ti合金は原則としてα相単相で構成され，それを達成するためにα安定化元素であ

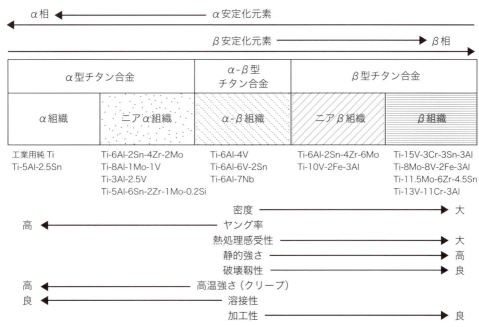

図4 チタンへのα安定化元素，β安定化元素添加による組織変化と合金の種別
（軽金属 2017；67：538-44 より）

る Al，Sn，および中性元素である Zr を合金元素として添加している。とくに Al がおもな添加元素である。Al は Ti_3Al 規則相（$α_2$）を生成し，その生成は Ti 合金を脆化させることが知られている。また，脆化は 8mass％以上の Al 添加で生じることが報告されている。

代表的な α 型 Ti 合金は，Ti-5Al-2.5Sn（mass％：以後チタン合金の組成の記述では mass％を省略）合金である。また，後述する Ti-6Al-4V 合金のハーフ合金（ハーフは合金元素の添加量が約半分であることからこのようによばれる）である Ti-3Al-2.5V も含まれる。さらに，工業用純チタンの耐食性向上のために開発された Ti-0.05Pd，Ti-0.2Pd 合金もこの範疇に入る。

この型の合金の特徴は Al などの合金元素による固溶強化であり，原則的には熱処理性（時効性も含む）は示さないとされている。この非熱処理性から α 変態温度までは組織が安定しており，Al 添加により耐酸化性と高温強さが向上している。また，低温側では hcp 構造をもつことから，低温脆性を示さないことも知られている。用途として，工業用純チタンは電力向け復水器などのパイプや建材・スポーツ用品として広く用いられている。Ti-5Al-2.5Sn 合金は航空機のエンジンケースや低温容器の材料として使用されたが，現在はほとんど使用されていない。Ti-3Al-2.5V 合金は軍用から民間用航空機に多く使用されており，さらにスポーツ用品，医療や歯科治療などにも広く利用されている。

b．α-β 型 Ti 合金

この型の合金では，Al などの α 安定化元素および V や Mo などの β 安定化元素の両方を

適切な量添加することで，α相とβ相が室温で適切な量比で存在する。同じ合金でも熱処理の条件で二相の量比は変化する。加工と熱処理でα相の形状などミクロ組織を調整することにより，機械的性質をコントロールすることができ，超塑性加工も可能である。

　α-β型Ti合金の代表はTi-6Al-4V合金である。この合金はすべてのチタン材料の総使用量の50％以上を占めており，航空宇宙分野では，使用されているすべてのチタン材料の約80％を占める。Ti-6Al-4V合金では種々の加工・熱処理で幅広い組織が得られる。たとえば，β単相温度で均質化後，β単相またはα＋β二相領域温度で加工し，β単相温度で再結晶後適切な速度で冷却し，α＋β二相領域温度で焼鈍することでフルラメラ組織が得られる。細かいコロニーからなる細かいラメラ組織の機械的性質と組織をみると，粗いラメラ組織と比べ，0.2％耐力，破断伸び，高サイクル疲労強さは優れている。バイモーダル組織は同じ冷却速度で得たフルラメラ組織より0.2％耐力，破断伸びは優れるが，高サイクル疲労強さは劣る。大きなα粒サイズのフル等軸組織と比べ，小さなα粒サイズのフル等軸組織は0.2％耐力，破断伸び，高サイクル疲労強さが優れている。そのようなTi-6Al-4V合金の使用分野は広く，航空宇宙用途全般，たとえばエンジンのブレードやディスク，機体，外科用インプラント用材料，さらに海洋関連，たとえば海底ケーブルの中継器のカプセルや深海潜水艇への応用と多岐にわたっている。医療用では毒性の高いVの使用を嫌って，Nbを添加したTi-6Al-7Nb合金が開発されている。

c．β型Ti合金

　β安定化元素であるV，Mo，Nbなどを1つまたは複数添加し，中性元素のZrやα安定化元素のAlを適切量添加することで，室温でβ単相となっている合金，または，マルテンサイト生成開始温度（Ms）が室温以下になるような組成で，β単相領域から急冷することで，室温でβ相を準安定的に残留させた合金がβ型Ti合金である。実用β型Ti合金は，どちらかといえば後者を指す場合が一般的である。また，チタンより密度が高いβ安定化元素を多く添加することで，密度が$4.5×10^6 kg/m^3$以上となる合金もあり，必ずしも軽金属の範疇に入らない場合もある。

　β型Ti合金の特徴としては，その結晶構造（bcc）に由来する良好な加工性と準安定β相に由来する熱処理性（時効性）があげられる。β型Ti合金のヤング率はα型Ti合金のそれに比べて低い。また，結晶構造と侵入型元素の酸素が多いことから低温脆性を起こすことも懸念される。合金組成によっては，六方晶マルテンサイト（α'）か斜方晶マルテンサイト（α"）が部分的に生成した合金（ニアβ型Ti合金）もある。

　代表的なβ型Ti合金は，Ti-11.5Mo-6Zr-4.5Sn（Beta Ⅲ）合金，Ti-8V-3Al-6Cr-4Mo-4Zr（Beta C）合金，Ti-10V-2Fe-3Al合金，Ti-13V-11Cr-3Al合金，Ti-15V-3Cr-3Sn-3Al合金，TIMETAL® 21S（Ti-15Mo-3Al-2.7Nb-0.25Si）合金，Ti-15Mo-5Zr-3Al合金などである。時効処理中に脆性の原因となる等温ω相の析出を抑制する目的で，Alが3mass％程度添加されている場合が多い。これらの合金は航空機機体やエンジン用部材として使用され

ている。また，ヤング率が低いことが特徴であり，金属系バイオマテリアル，とくに硬組織関連 Ti 合金として，Ti-29Nb-13Ta-4.6Zr 合金などが開発されている。

14-4　力学的適合性について

　金属系バイオマテリアルはおもに骨に関する範囲に使用されることが多い。骨の重要な機能は，骨に加わる荷重に耐えることである。したがって，静的・動的な機械的性質がきわめて重要であり，金属材料はこれらに耐えるに十分な機械的性質をもつ。

　骨にはリモデリングという性質がある。これが金属のもつ力学的性質のヤング率に大きく影響されることを理解することは，金属系バイオマテリアルに関わる技術者・研究者にとって不可欠である。

　「リモデリング（remodeling）」とは，既存の骨の一部が破骨細胞により吸収され，その部位に新しい骨が骨芽細胞により形成されることをいう。これらの反応時，骨には肉眼的（マクロ）には形状変化は認められず，光学顕微鏡的（ミクロ）にその変化が認められる。リモデリングは，骨に加わる荷重環境の変化に応じて，それに対応した機能化が実現されるように起こることも知られている。また，骨において基本的に形状は変化せず，その大きさが増大することは，「骨のモデリング（modeling）」とよばれる。

　荷重環境に適応したリモデリングが起こることによって，生体に悪影響が及ぼされる場合がある。骨折の治療に骨プレートを使用した場合を例に説明したい。

　骨プレートに用いる合金として，オーステナイト系ステンレス鋼とチタンをそれぞれ選択したとする。骨プレートと骨折部が仮骨で満たされた状態を考える。図5は骨プレート，骨および荷重の関係を模式的に示したものである。骨プレートの断面積は骨の断面積の1/5であるとし，ヤング率はオーステナイト系ステンレス鋼が200GPa，チタンが100GPa，骨が20GPaであるとする。また，加わっている荷重をPとする。図5のように単純化した場合，材料力学の知識を用いると骨プレートと骨に加わる荷重は次のようになる。

　オーステナイト系ステンレス鋼の場合，

　　骨プレート：$(2/3)P$，骨：$(1/3)P$

　チタンの場合，骨プレート：$(1/2)P$，骨：$(1/2)P$

つまり，ヤング率が大きい材料では材料に加わる荷重が大きくなり，骨に加わる荷重が小さくなる。この荷重が低下した状態で骨のリモデリングが起こると，骨を支えるべき荷重が低下するため，骨吸収を生じて骨が委縮し，再骨折などの支障が生じることとなる。これを「応力遮蔽（stress shielding）」とよぶ。

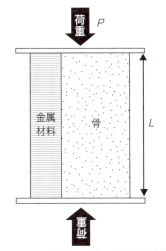

図5　骨プレート，骨および荷重の関係

以上，金属系バイオマテリアルで重要な事項の1つである「応力遮蔽」について説明した。これを専門とするのは工学系技術者・研究者であるが，医学・医療を専門とする技術者・研究者もこれを充分に理解する必要がある。医学と工学が連環する重要性がここからも理解できるだろう。

15 認知症

正雄さんは5年前に脳梗塞を起こし，軽い左片麻痺が残っています．最近物忘れが多くなり，中等度のアルツハイマー型認知症と診断されました．もともと言葉数が少ないほうでしたが，恵美子さんの入院を機にさらに黙り込んでいることが多くなりました．自分では食事の準備ができず，息子夫婦が準備したパンやお弁当を1人で少しずつ食べる毎日です．

[関連トピック] **アミロイドの蓄積**（「2 現代社会と睡眠障害」p18），**認知症治療薬**（「7 医薬品のシード」p57），**糖尿病，高血圧，肥満**（「3 生活習慣病」p24），**地域包括ケアシステム**（「18 在宅ケア」p125）

15-1 認知症とは

　認知症とは，学習・記憶，注意力，判断力などの認知機能が，生活に支障をきたす程度にまで低下した状態である．認知症はさまざまな疾患が原因となるが，アルツハイマー型認知症（AD）がもっとも多く，血管性認知症やレビー小体型認知症がそれに続く．ADの場合，症状が出現する20年以上前から，老人斑（アミロイドβ）の沈着や神経原繊維変化など脳細胞の変性がみられる．初期症状は物忘れであるが，症状の内容は加齢による生理的な物忘れと区別がつきにくい．ADは認知機能障害に加えて，精神症状や行動障害を認めるものが多く，徘徊による行方不明や鉄道事故に係る訴訟など，医学・医療の問題だけでなく社会的な問題にまで発展している．今後さらに認知症患者が増加することは明白であり，それに伴って介護者の負担も大きくなると予想されるが，要介護状態の高齢者を支える若年層は減少し，独居や高齢者夫婦のみの世帯も多い．さらには認知症に対応できる介護保険施設等の受け皿も不足していることから，今後は限られた人的資源，財源のなかで，医療・介護従事者が認知症患者や介護者のニーズを的確に把握し，正しいケアや認知リハビリテーションを提供していくことが重要である．

　2015年に政府は，「認知症に対する国家戦略」として新オレンジプランを公表し，「本人の意思を尊重し，住み慣れた地域で暮らし続けることができる社会の実現を目指す」との方針を示した．今後は，地域で暮らし続ける認知症患者が社会活動に参加し，認知症患者自身が社会貢献を実感できるような援助が必要となる．

　一方で，政府は介護者の負担軽減にも力を入れている．介護者が仕事と介護の両立を実現するための施策のなかで，介護ロボットや歩行支援機器等の開発支援を推進しており，工学分野の貢献に大きな期待が寄せられている．

15-2 治療

a. 薬物療法

ここでは認知症の原因疾患としてもっとも多いADの薬物療法について記述する。現在ADの治療薬として4つの薬がある（**表1**）。コリンエステラーゼ阻害薬というグループに属する薬剤が3種類（ドネペジル，ガランタミン，リバスチグミン）と，グルタミン酸神経伝達系の働きを調節する薬剤が1種類（メマンチン）である。コリンエステラーゼ阻害薬は，脳内での重要な神経伝達物質であるアセチルコリンを分解する酵素（アセチルコリンエステラーゼ）の働きを阻害することにより，アセチルコリンの分解を抑え，認知症の症状が進むのを遅らせる。また，メマンチンはグルタミン酸受容体に対して弱い阻害作用を示し，記憶形成に必要なシグナルのみが伝達されるよう調節する。いずれの薬剤も認知症を治癒させるものではなく，数年にわたる症状の軽減や，進行の抑制を図るものである。現在は飲み薬だけでなく，背中や腕，胸などに貼るタイプの薬剤も開発されている。貼付薬は第三者により視覚で捉えられるため，服薬忘れの防止にも貢献している。

b. 非薬物療法

認知症疾患診療ガイドラインによると，認知症の行動・心理症状に対する治療では，薬物療法を開始する前に優先的に非薬物療法を行うことが原則とされている。非薬物療法には，運動療法，回想法，音楽療法，認知刺激療法などがあり（**表2**），患者の生活の質や生きがいを維持する目的も含めて，組み合わせや介入方法が考えられている。

非薬物療法の主たる目的は生活の質（Quality of Life：QOL）の改善であり，これまでも感情や行動障害の軽減に対する効果が示されてきたが，これらがエビデンスに基づいた治療法であるかについては確立されていなかった。感情や行動，QOLをターゲットとする療法による真の治療効果は，患者の実生活の改善によって評価されるべきものであるが，非薬物療法を実践する側のスキルの違いや，評価する尺度の設定などが難しく，評価が一致しないのが現状である。

表1 アルツハイマー型認知症の治療薬の種類と特徴

一般名	商品名	作用機序	適用	おもな剤形	特記事項
ドネペジル	アリセプト®	アセチルコリンエステラーゼ阻害	軽度～重度	錠剤	中核症状に効果 使用実績が豊富
ガランタミン	レミニール®		軽度～中等度	錠剤	長期的に効果
リバスチグミン	リバスタッチ®		軽度～中等度	貼付薬	貼り薬
メマンチン	メマリー®	NMDA受容体阻害	中等度～重度	錠剤	周辺症状に効果 コリンエステラーゼ阻害薬と併用可能

表2 認知症に対する非薬物療法とそのアウトカム

非薬物療法	アウトカム
認知刺激	認知機能改善の可能性
音楽療法	不安に対しては中等度，抑うつや行動障害に対してはわずかな効果を認める
運動療法	ADL改善および認知機能改善の可能性
回想法	個人療法で気分，幸福感，認知機能，集団療法でうつの改善の可能性
光療法	認知機能，睡眠，行動障害，精神病症状に効果なし
アロマセラピー	行動障害などに有効との報告もあるが，エビデンスは弱い
鍼治療	認知機能は薬物療法と有意差なし。ADLは薬物療法のほうが良好

ADL：日常生活動作
(「認知症疾患診療ガイドライン」作成委員会．認知症疾患診療ガイドライン2017．医学書院（2017）p69 より）

そのようななかで，認知症の非薬物療法や認知リハビリテーションの効果を，簡易的な脳血流量計測装置を用いて評価する研究が行われている。このような，介入の効果を可視化・数値化し客観的に分析・評価できる機器の開発において，工学分野への期待は大きい。根本治療薬開発の限界もある現在，科学的根拠を備えた非薬物療法は，治療の本質である人と人の関わり合いを実践するものであり，それによって感情や行動をコントロールする治療法の1つとして期待されている。

c. 予防

ADをはじめとする認知症の危険因子としてもっともよく知られているものは，加齢や遺伝といった「制御不可能な危険因子」である。しかし，認知症はそれらの要因に加え，糖尿病や高血圧症，肥満症などの他の疾患や，焦燥や不安といった好ましくない精神状態，あるいは運動不足や喫煙といった不健康な生活習慣が，複雑な相互関係を形成することにより発症することがわかってきた。近年では，生活習慣や社会ネットワークへの参加の有無など，「制御可能な危険因子」も明らかにされ，それに対するマネジメントをすることによって，発症を予防したり認知機能低下を抑制する研究成果が数多く蓄積されつつある。

1) 認知症の危険因子

多くの観察研究で認知機能の低下に関わる諸因子が示されているが，Barnesらは人口寄与危険度（Population Attributable Risk：PAR）を用いて，認知症の発症にとくに強い関連をもつ危険因子を示した。この研究によると，全世界におけるAD患者のPARは，糖尿病が2.4％，中年期高血圧が5.1％，中年期肥満が2.0％，うつが10.6％，低身体活動が12.7％，喫煙が13.9％，低認知活動・低教育水準が19.1％と推計されている。このことから，多くのAD患者が介入可能な危険因子を有していることが明らかになり，ADの予防や発症抑制の

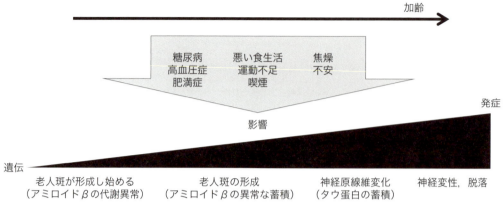
図1 認知症の発症に関連する危険因子

ためには，これらの危険因子を低下させるようなマネジメントが有効であることが示唆された。

2）マネジメント

上述の，認知症の危険因子としてあげられた項目には，生活習慣が密接に関連している。これらの危険因子を低下させるような食事や運動が，認知症の予防や認知機能低下の抑制につながる可能性があることが明らかにされつつある。とくに，老人斑の形成がおおよそ中年期にあたる認知症発症の20年以上前から生じている事実から，糖尿病，高血圧症，肥満症などの中年期における病態が重要なポイントである。中年期あるいはそれ以前から，食事や運動といったライフスタイルの改善を行い，危険因子とされる疾患にかかっている場合は適切な治療を受けておくことが，認知症の予防として非常に有用である（図1）。

16 誤嚥性肺炎

正雄さんは食事のときにむせることが多くなり，誤嚥性肺炎で入院することになりました。この1年で3度目です。家族は医師から，「脳梗塞の後遺症で食べ物を噛んだり飲み込んだりする機能が弱っているようです」と説明されました。抗菌薬と水分の点滴治療が開始されました。

[関連トピック] 摂食・嚥下過程，嚥下食（「17 ユニバーサルデザインフード」p118）

16-1 誤嚥とは

　誤嚥とは，食道を通って胃に入るはずの食べ物や水分，唾液などが，誤って気道に入ることである。通常は気管内に異物が入ると，咳嗽反射（咳をする反応）で異物を外へ出そうとするが，加齢や脳血管疾患による障害などで反射の低下や麻痺があると，異物が気道に入りやすくなり誤嚥性肺炎の原因となる。

　厚生労働省の平成27年における人口動態統計によると，肺炎は日本人の死因の第3位であり，肺炎死亡者のほとんどが75歳以上の高齢者である。高齢者に起こる肺炎のなかでも誤嚥性肺炎の頻度は高く，顕性誤嚥と不顕性誤嚥から発症する。不顕性誤嚥は嚥下反射や咳嗽反射の低下により，気づかないうちに繰り返し雑菌混じりの唾液が気道に流れ込むことにより起こる。ムセなどの反射もみられず，口腔ケアの不足により高濃度の細菌を含んだ唾液が混入している場合は，とくに重症化しやすくなる。

16-2 治療

　誤嚥性肺炎の治療の中心は，脱水や栄養状態に留意し全身状態の管理を行いながら，肺炎を引き起こしている肺炎球菌や嫌気性菌などの細菌に対し抗菌薬を投与することである。しかし，一度嚥下する力が落ちた高齢者は何度も誤嚥性肺炎を繰り返す特徴があるため，繰り返し薬剤が投与されることで薬剤耐性菌が生じる問題がある。このことが，優れた抗菌薬が開発された現在でも，抗菌薬が効かず多くの高齢者が誤嚥性肺炎で死亡する原因になっている。

16-3 予防

　上述のように一度嚥下する力が落ちると，誤嚥性肺炎の発症を繰り返す傾向があり，薬物治療をしても治癒が難しいケースが多い。そのため，誤嚥性肺炎を防ぐにはまず誤嚥を予防

することが肝要である。

a. 多職種チームによる摂食・嚥下リハビリテーション

　嚥下パターン訓練や食事形態の工夫，嚥下体操，姿勢の見直しなどの内容からなる訓練である。訓練は患者と家族を中心に多職種がサポートする形で行われる。たとえば栄養サポートチーム（Nutrition Support Team：NST）は，看護師，栄養士，言語聴覚士，検査技師，医師，歯科医師，理学療法士，作業療法士などが協力し，患者の栄養状態や体調に留意しながら効率のよい栄養補給を検討するチームである。それぞれの職種が専門性を生かし連携することで，チームとしての相乗効果が得られる。

b. 食事形態の工夫

　適度な粘度があり，食塊形成がしやすく，口腔内や咽頭にはりつかず変形しながら滑らかに通過するものが嚥下しやすい。具体的に，咀嚼する力が低下してきたときにはきざみ食，咀嚼する力や嚥下する力が低下してきたときにはソフト食，咀嚼する力がなくなり舌で咽頭まで押し込む力も弱くなっている場合にはミキサー食などが選択される。栄養を摂る方法にはほかにも経腸栄養法や経静脈栄養法などがあるが，可能なかぎり経口摂取ができるよう，研究所や企業がさまざまな形態の食事を開発している。現在では介護食や嚥下食として数多くの食品が提供されている。

c. 口腔ケア

　誤嚥性肺炎では，飲食物や唾液とともに細菌が気道に入り込み肺炎を引き起こすため，誤嚥の予防と同時に口腔内の細菌を増殖させないことが重要である。とくに高齢者の場合は不顕性誤嚥による誤嚥性肺炎が多いため，正しい口腔ケアによって口腔内を清潔に保たなければならない。誤嚥性肺炎の原因となる歯垢はこびりついている場合もあり，うがいや軽く拭うだけでは取れない。歯ブラシだけでなく歯間ブラシやスポンジブラシなどを用いて機械的に除去する。また同時に舌のケアも忘れてはならない。厚い舌苔は，剥離した粘膜上皮や食物残渣，代謝産物，細菌や微生物が沈着したものであり，多くの細菌が含まれている。長時間強い力で除去しようとすると舌が傷つくので，スポンジや舌ブラシを用いてこまめに短時間で除去することが大切である。

d. 嚥下体操

　食事を摂る一連の動作のなかで，われわれはどこの筋肉を使っているだろうか。頬や顎など口の周囲の筋だけでなく，舌，頭を支える首や肩の筋もスムーズに協働させることによって食事を摂っている。嚥下体操は首，肩，口，頬，舌の体操を中心に行うが，嚥下体操により唾液の分泌も促されるため，食事の前の準備として行うのがよい。嚥下体操は食べることに使う筋をほぐすこと，唾液の分泌を促すこと，リラックスするなどの目的が達せられれば

よく，食欲を減退させるほど長時間行うものではない．

e. 食事姿勢

誤嚥を予防するうえで食事の際の姿勢を保持することは非常に重要であり，食事を摂る一連の行動のなかで最初に留意すべきことである(図1)。座位姿勢がとれる場合は，背中を支えられる椅子に深く座り，股関節，膝関節，足関節が直角になるように足底を床につける．足がつかない場合は足台を置くなどの工夫も必要である．足底を地面につけ座位を安定させることは，全身で体幹を支えることにつながり，嚥下筋群に余計な筋緊張が起こらず嚥下運動に集中しやすくなる．また，嚥下の際には気道の入口を狭めるために，顎を少し引いた姿勢をとるとよい．

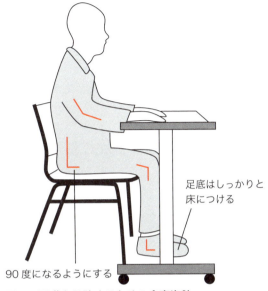

図1　誤嚥を予防するための食事姿勢

17　ユニバーサルデザインフード

正雄さんの肺炎は少し良くなり，食事が再開されることになりました。病院での食事はとろみがついており，嚥下障害がある人でも飲み込みやすいように工夫されています。

[関連トピック] 誤嚥の予防（「16 誤嚥性肺炎」p115）

17-1　高齢者向け食品とは

　日本は超高齢社会先進国であり，2016年9月現在，総務省調べで65歳以上の人口は3461万人，全人口の27.3％にのぼり，4人に1人以上が高齢者である。75歳以上の後期高齢者は1697万人（13.4％）であり，前年より59万人も増加している。他国と比べるとその増加速度は速く，0.2〜0.4％ほど高めに増加しつつある。

　75歳以上の後期高齢者の60％以上に何らかの摂食・嚥下障害があるといわれ，これが高齢者死亡の潜在的な要因の1つとなっている。嚥下障害があると，誤嚥，つまり，誤って口腔中のつばや食事中の食べ物が肺に移行することが起こる。口腔中の細菌が肺に移行すると（日本人の多くは歯周病患者である），誤嚥性肺炎によって炎症が起き，亡くなる人も多い。この対策として，普段からの十分な口腔ケア，病院において簡単に口腔ケアを行う方法の開発，さらに，嚥下障害の高齢者が誤嚥しないような嚥下食の開発などがあげられる。嚥下障害以外にも，筋肉の衰え，歯が抜けること，入れ歯の不適合などの原因から咀嚼が困難になることもある。咀嚼困難も誤嚥を引き起こすため，ユニバーサルデザインフードの多くは嚥下食を主としたものが多い。

17-2　嚥下障害とは

　「物を食べる」ことは，「食べ物を認識し」，「口に入れ」，最後に「噛んで，飲み込む」までの一連の動作であり，これらの動作のなかで人は食の楽しみを感じている。このうち，「飲み込む」という動作が「嚥下」にあたり，咽頭から食道・胃まで食べ物を送り込む過程である。この飲み込みの動作が何らかの要因によってできにくくなったのが「嚥下障害」である。嚥下障害の原因として，器質的原因，機能的原因，心因的原因の3つがあげられる。器質的原因は，扁桃炎，咽頭炎，食道炎などによる食道通路の構造的な問題であり，場合によっては舌炎や口内炎などが原因となることもある。機能的原因は，食道の通路の動きに問題があり，うまく胃に食べ物を送り込むことができないものである。加齢のほか，脳腫瘍やパーキンソン病，多発性硬化症などの病気により，筋肉の委縮が生じたり正常な動きができ

なくなった場合に起こることが多い。心因的原因は多くの場合，心気神経症，うつ病，心身症などの精神的な疾患の場合に，拒食症のように食べ物を飲み込めなくなってしまうものであり，理学的所見や検査上は明らかな異常が認められないことが多い。このような3つの要因から，高齢者になると嚥下障害が起こりやすい。また，そうした認識をつねにもっておくことが必要である。

17-3 摂食・嚥下障害の過程と症状

摂食および嚥下障害の症状はさまざまな過程で起こる。それぞれの過程で起こる症状を認識できていれば，自分がどの段階にあるか判断することができ，それに合った食事をとることができる。図1に摂食・嚥下の過程を示す。先行期は，何をどのくらい，どのように食べるかを判断する段階である。ここに問題があると，食べ物を見ても反応せず，いつまでも飲み込めずに口の中に食べ物があるなどの症状が生じる。また，むさぼるように食べる症状も要注意である。準備期は，食べ物を噛み砕き，唾液と混ぜて小さくする段階であり，ここに問題があると，食べ物を細かくできない，口からこぼれるといった症状が生じる。口腔期は，舌の運動によって口から喉に食べ物を送り出す段階であり，問題があると食べ物が口

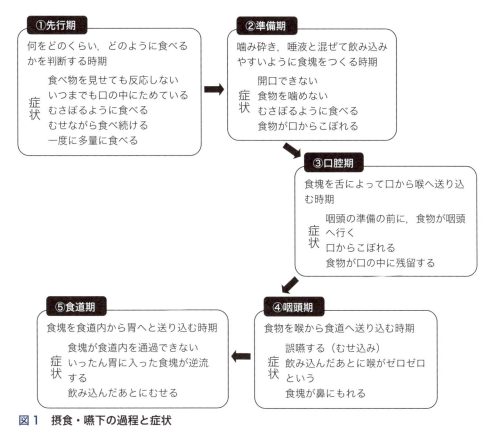

図1 摂食・嚥下の過程と症状

からこぼれる症状が生じる。咽頭期は，嚥下反射によって食べ物を食道に送る段階であり，問題があると，誤嚥，むせこむ症状が生じる。以上が嚥下障害の代表的な症状である。最後の食道期は，食道の運動によって胃まで食べ物を運ぶ段階であり，問題があると，逆流や，飲み込んだ後にむせこむといった症状が生じる。食道期の症状の場合，逆流性誤嚥が起こる可能性もある。

このような嚥下障害では，誤嚥が起きた場合の内科的な問題点も把握しておく必要がある。逆流によって食べ物が戻ってくると，気道をふさいで窒息を招く場合がある。また，誤嚥の頻度が高くなると，口腔中の細菌が肺に混入することが増え，誤嚥性肺炎が起こるリスクも高くなる。そのリスクを軽減するために，つねに口腔ケアに気をつける必要がある。障害が深刻になると食べ物を食べる量も減ってくるため，低栄養状態に陥ることもある。つねに体重の変動に気をつけておくべきである。また，障害のある患者の場合，水も誤嚥の原因となることから，誤嚥を恐れて水分摂取量が減少する傾向にある。1日の尿量は500～700 mLが目安であり，その尿量の排泄のためには，食物中の水分（700 mL）に加えて，1日1,300 mLの水分を摂取する必要がある。水分をとる際の誤嚥を防ぐために，とろみ製剤を用いることが必要となる。

17-4　嚥下障害に関する自己判断の基準

では，高齢者になったときに自分が嚥下障害であるかを判断することはできるだろうか。次のような症状がある場合は疑いをもったほうがよい。①むせる回数が増えてきた（どのような状況でむせるのかも把握しておく必要がある）。②風邪をひいていないのに咳が頻繁にでる。③痰の量が増加し，痰の中に食べ物がある（痰がでることは誤嚥の発生を示している可能性がある）。④食後，喉のあたりに違和感を感じる。これは，食べ物が残留している場合に喉の奥に感じることもあるからである。以上のような，簡単に自己認識できる代表的な4つの判断基準を知識としてもち，普段から意識することにより，高齢者になっても楽しく食事をとることができるだろう。

17-5　食品の物性とその評価法

嚥下食や咀嚼困難者食などのユニバーサルデザインフードは，現在どのような基準で設定されているのだろうか。摂食・嚥下障害者のための食事の物性的な基準としては，1994年に当時の厚生省が設けた，特別用途食品のなかの高齢者用食品の基準である，「そしゃく困難者用食品の許可基準」，「そしゃく・えん下困難者用食品の許可基準」がある。同基準では，ゾルやゲルにおける硬さの基準が別々にされており，食べ物にあてはめる場合には非常に困難を伴うことも多いと予想されるものであった。2002年に日本介護食品協議会が，ユニバーサルデザインフードの基準を区分1～4に分ける提案をした。1994年の厚生省の基準

があくまで病院における食事の基準であったのに対し，日本介護食品協議会による基準は食品の製造会社から消費者に向けたものであり，健常者から要介護者まで，高齢者にとどまらず幅広い対象が設定されている。そこで，厚生労働省は2009年，特別用途許可基準として，硬さ，付着性，凝集性を指標にした許可基準Ⅰ～Ⅲを設定した（**表1**）。これは，「嚥下困難者用」という基準を新たに設け，食品にその表示を用いる際に審査し，許可・承認を与えるという立場から提唱されたものである。その後消費者庁が新設されたため，審査・許可・承認については現在消費者庁が主体となって行っている。

それでは実際に病院において，この基準をきちんと守って患者の食事を作り，提供できるだろうか。そのためには，基準となっている硬さ，付着性，凝集性について，食品のテクスチャーを測定する装置を使用して確かめる必要がある。また，とろみ製剤（嚥下障害者用に水分にとろみを付けるためのもの）に使用されている増粘多糖類の粘性を測定するためには，粘度計が必要とされる。そのような分析結果の一例を**図2**に示す。これは，冷凍前（実線）と冷解凍後（破線）の餅のテクスチャーを，装置（山電社製）を用いて測定したものである。実線，破線とも2つのピークがあり，最初のピークの最大硬さ（A）がその食品の最大応力（硬さ）を示す。AとBのピーク面積比から凝集性が算出できる。つまり，1回目の咀嚼と2回目の咀嚼を比較した際に，凝集性が高いと2回目の面積が小さくなることを意味する。マイナスの硬さとなっている部分（CおよびD）はプランジャーが戻るときに現れる波形で，付着性を表す。移動距離が短い場合は粘着性がなくなっていることを意味する。餅の場合，冷解凍前後で粘着性と硬さには変化はなく，付着性のみが大きく変化していると解釈できる。しかし，このような装置による測定ができるのは，現在のところ研究機関や大学・企業の研究室のみである。病院においてこのようなテクスチャーを簡易に測定できる装置があれば，販売されている介護食などを利用する必要性もなくなり，患者の状態に合った病院食を提供できるようになるだろう。

表1 厚生労働省によるえん下困難者用食品の許可基準（2009）

	許可基準Ⅰ	許可基準Ⅱ	許可基準Ⅲ
硬さ（N/m^2）	$2.5×10^3～1×10^4$	$1×10^3～1.5×10^4$	$3×10^2～2×10^4$
付着性（J/m^3）	$4×10^2$以下	$1×10^3$以下	$1.5×10^3$以下
凝集性	0.2～0.6	0.2～0.9	―

重度 <──────────────────────────> 軽度

（食安発第0212001号 特別用途食品の表示許可等について より）

17-6 ユニバーサルデザインフードの現状

日本介護食品協議会によって提案されたユニバーサルデザインフードは，硬さや粘度によって4段階に区分されている。ユニバーサルデザインフードは，高齢の嚥下障害者のため

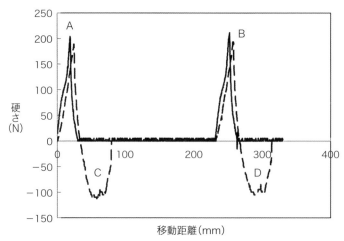

図2　冷凍餅のテクスチャー解析

に食べやすくされた食品であり，ベビーフードとは区別される。ベビーフードに比べ，味が濃い，栄養素が多い，塩分が高い（0.5%）という3点が異なる。区分は噛む力の目安により，区分1：容易に噛める（ごはん，厚焼き玉子），区分2：歯ぐきでつぶせる（やわらかいごはん，だし巻き卵），区分3：舌でつぶせる（全かゆ，スクランブルエッグ），区分4：噛まなくてよい（ペーストかゆ，やわらかい茶碗蒸し）の4段階にわかりやすく分けられている。また，とろみ調整剤はとろみ調整マークにより区別されており，4つのとろみの強さに分けられる。この区分はとろみ製剤の使用量によって調整でき，とろみの強さの弱いほうから，フレンチドレッシング状，とんかつソース状，ケチャップ状，マヨネーズ状となる。

　高齢化先進国である日本では，ユニバーサルデザインフード市場は急速に拡大している。2014年度には165億円市場となり，前年比122%であった。4つの区分のうち，もっとも売り上げが大きいのは区分1で，約24億円（130%）であった。区分1は，業務用として病院や施設などでの需要が高いためである。区分3は物性特性として調理にスキルや手間が要求されることから，つねに均一な物性で安定供給できる加工食品の需要が高くなる。そのため，区分2（13億円）より区分3（56億円）のほうが大きな市場となっている。加工タイプ別では，粉末製品を含む「乾燥タイプ」が，生産金額および生産量とも前年比約135%となっており，もっとも大きく伸びている。施設や病院などでおもに利用されているのは「冷凍タイプ」で，56億円の市場である。2016年現在，日本介護食品協議会に加盟している企業は71社となっており，2015年度の生産金額は200億円，前年比122%であった。製品登録数は1784アイテムであり，区分3が832アイテムと全体の50%近くを占めている。ユニバーサルデザインフードの生産量，製品登録数の伸びは，2011〜2015年でいずれも200%であった。このように，ユニバーサルデザインフード市場は高齢者の増加（2030年には65歳以上が39%になると推計）とともに拡大している。高齢者のための食品とともに，独居高齢者のためのデリバリー市場も今後3.3兆円に拡大すると予想されている。一方で，高価な

ユニバーサルデザインフードを購入する高齢者の生活負担の増加が問題となりつつあり，複数の医薬品や健康食品・サプリメントとの飲み合わせの問題が生じる可能性もある。今後適切な利用方法を指導することも必要となってくるであろう。

17-7　ユニバーサルデザインフードのための食品添加物

　ユニバーサルデザインフードのようにとろみや硬さの異なる加工食品を製造販売するために，食品添加物が利用されている。食品添加物は，食品衛生法第4条第2項に，「添加物とは，食品の製造の過程において又は食品の加工もしくは保存の目的で，食品に添加，混和，湿潤その他の方法によって使用するものをいう」と定義されている。また，その役割から，①食品の製造や加工のために必要な製造用剤，②食品の風味や外観を良くするための甘味料，着色料，香料など，③食品の保存性を良くする保存料，酸化防止剤，④食品の栄養成分を強化する栄養強化剤の4つに分けられる。食品添加物は化学的合成品，天然添加物に関わらず，厚生労働大臣が指定したものだけを使うことができる（指定添加物）。ただし例外的に指定を受けずに使用できるものとして，既存添加物，天然香料，一般飲食物添加物がある。一般飲食物添加物は一般に食品として飲食に供されているもので，果実果汁やこんにゃくに含まれるマンナンなどがある。2015年7月時点で認可されている食品添加物は，指定添加物448品目，既存添加物365品目，天然香料612品目となっている。

　ユニバーサルデザインフードに利用されている添加物は，増粘剤，安定剤，ゲル化剤，糊料の用途に含まれる。増粘安定剤は，「水に溶解又は分散して粘ちょう性を生じる高分子物質」で，多糖類（糖が鎖のように結合した物質）が多い。既存添加物として認可されている増粘多糖類を表2に示す。このうちユニバーサルデザインフードに用いられるのは，カラギナン（紅藻類由来で，構成糖はガラクトースとアンヒドロガラクトースなど），キサンタンガム（グラム陰性細菌キサントモナス由来），グアーガム（マメ科グアー由来で，構成糖はガラクトマンナン）やペクチン（果実果皮由来で，構成糖はメチル化ポリガラクチュロン酸）などである。これら増粘多糖類は1～3％ほど溶解して用いる必要があり，実際に現場でとろみ製剤やゲル化剤として利用する場合には，水に簡単に溶解する性質が求められる。最近市販されている製品のなかには，可溶化しやすい性質をもつように開発されたものも

表2　既存添加物中の増粘多糖類

種子由来多糖類	グアーガム，カロブビーンガム（ローカストビーンガム），タマリンドシードガム，タラガム，大豆多糖類
樹脂由来多糖類	アラビアガム，トラガントガム，トラヤガム
海藻由来多糖類	カラギナン，ファーセレラン，アルギン酸
微生物由来多糖類	キサンタンガム，プルラン，ジェランガム，カードラン
植物由来多糖類	ペクチン，アラビノガラクタン，微小繊維状セルロース
甲殻由来多糖類	キチン，キトサン

ある。また，イオン性の増粘多糖類は，食塩などの存在下では一般にその増粘性が低下する。この欠点についても，既存の多糖類を改良し，他社と差別化した製品を開発している製造会社も多くないが存在する。しかし，区分4の硬さのものを冷凍食品として製造することは，既存の増粘多糖類では難しい。たとえば茶碗蒸しなどは冷凍保存できない。区分3の製品がもっとも多く製造販売されているのは，需要の多さもさることながら技術的に可能だからである。

17-8　ユニバーサルデザインフードにおける医工薬連環科学の役割

　高齢者が増加の一途をたどる日本において，家庭でも容易，安価に嚥下食，介護食を作れるような素材の開発は，非常に重要である。また，病院において区分3などの病院食を現場で作れるよう，簡易に硬さ，凝集性，付着性を測定できる装置の開発も必要である。さらに，この装置は可能なら安価で，一般家庭での使用やレンタルもできるようなものにする必要がある。そのためには，モデル食材（たとえば卵製品）において，添加するだけでその硬さを調整でき，既存のテクスチャー装置でのデータとパラレルな評価ができる評価系を見いだす必要がある。このような装置の開発には，医工看の各学部が相互に連携を行うことが必要であろう。

18 在宅ケア

家族は正雄さんを施設に入れることも考えましたが，本人は「家に帰りたい」と言います。家族も同意し，在宅ケアが始まりました。週に1日訪問診療と訪問看護が入り，平日の日中はホームヘルパーが食事の準備と介助を行っています。

[関連トピック] **新オレンジプラン**（「15 認知症」p111），**チームケア**（「19 旅立ち」p131）

18-1 在宅ケアとは

　わが国では急速に高齢化が進行しており，団塊の世代が75歳以上となる2025年には，医療と介護の需要が増加することが予測されている。それに向けて国は地域包括ケアシステムのもと，在宅ケアの推進を図っている。地域包括ケアシステムとは，住まい・医療・介護・予防・生活支援が一体的に提供されるものであり，市町村や都道府県が地域の自主性や主体性に基づき，地域の特性に応じて作り上げていくべきものとされている。そのなかで在宅ケアは，疾病や障害をもつ療養者や家族に対して，その人たちが生活している場所で保健・医療・福祉サービスを提供するものであり，健康を維持，増進すること，療養者自身が望む終末を迎えられるようにするために，QOLを支えることを目指している。

18-2 在宅ケアを支えるシステム・職種

　在宅ケアを必要とする対象者のニーズは多様である。在宅ケアに関わるサービス事業体や職種は数多く存在するが，対象者のニーズに合わせて効果的に組み合わせ，サービスを提供しなければならない。多職種の連携が適切にとられていなければ，それぞれの専門性が生かされず，結果的に利用者や家族のニーズに応えることはできない。利用者と家族を中心において，それぞれの職種が情報を共有し，専門性を発揮できるようチームとして連携をとることがもっとも重要である（**図1**）。在宅ケアの現場では，家族や他の職種との情報共有のために，連絡ノートを利用して毎日の様子，状態の変化を記録し，利用者に関わるすべての人が情報共有できるような工夫がされている。

a. 訪問看護師

　介護保険または医療保険により，訪問看護ステーションや病院・診療所の看護師などが，主治医の訪問看護指示書の交付を受けて利用者の居宅を訪問する。在宅ケアにおいて訪問看護は必要不可欠なサービスであり，介護・医療ニーズの高い利用者が安定した療養生活を継続するために，医療上のケアや療養上の世話を行う。近年では在宅死を選択する利用者も

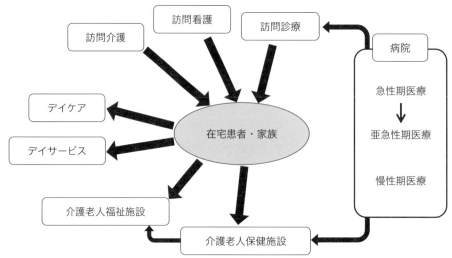

図1　在宅ケアを支えるチーム医療

増えており，ターミナルケアの核となる存在としても重要である。

b. 訪問診療

　医師が利用者の居宅を訪問して診療を行う．1週間ないし2週間に1回の割合で定期的に訪問する．内容は診療，治療，薬の処方，療養上の管理，指導などである．利用者の要請を受けて臨時に訪問，診療を行う往診とは異なる．

c. 訪問薬剤管理指導

　薬剤師が利用者の居宅を訪問し，正しい服薬方法や適切な薬の管理について指導を行う．実際に居宅を訪問することで，薬の飲みすぎや飲み残し，服薬方法を把握できるため，実情に応じた指導や管理の工夫が可能になる．日中に家族介護者が不在で服薬状況が不明な認知症の利用者には服薬カレンダー等を準備し，訪問看護師やホームヘルパーと協働して確実に服薬できるよう管理する．

d. 訪問介護

　ホームヘルパーが利用者の居宅を訪問し，介護・家事などの日常生活援助を行うサービスである．着替え，排泄，入浴など身体に直接触れる介護や，調理，洗濯，掃除など日常生活の援助を行うサービスがある．日中に家族介護者が不在の認知症患者の場合，昼食の準備，食事介助，後片付け，薬のセットなどを行う．日常生活支援において重要な存在である．

e. 福祉用具貸与

　日常生活を送ることに支障がある場合に，居宅で過ごしやすくするための福祉用具を借

りることができる。車いすや歩行器など，利用者のニーズに応じた適切な用具が貸し出される。特殊寝台や床ずれ防止用具，体位変換器などは，機器性能向上のための開発が進み，褥瘡の予防や治療に大きく貢献している。

f. その他

介護老人保健施設や介護老人福祉施設などの施設系サービスも，在宅ケアの一環として扱われる。また，1日中自宅で過ごしている人が，入浴や食事，他者との交流のためにデイサービスやデイケアを利用することも多く行われている。デイサービスやデイケアは家族の介護負担の軽減にも大きく貢献している。このようなサービスを効率的に組み合わせ利用することで，在宅ケアの長期的な継続が可能となる。

18-3　ICTの活用

地域における医療・介護の統合的な連携（地域包括ケアシステム）に関わる拠点，提供サービス，職種は以下のとおりである。

①予測される拠点：在宅，居宅系サービス，介護保険施設・高齢者住宅等，中核・急性期病院，診療所・クリニック・かかりつけ医，行政

②予測される関わり・提供サービス：診療，訪問看護，入所介護サービス，訪問診療，訪問リハビリテーション・通所リハビリテーション，訪問介護・通所介護，訪問配薬等

③上記に関わる職種：患者・利用者・住民，医師，病棟・施設看護師，訪問看護師，薬剤師，理学療法士・作業療法士，ケアマネージャー，介護職者，行政関係者等

近年は上記の拠点やサービス事業，職種それぞれをInformation Communication Technology（ICT）で連携させる取り組みが行われている。具体的には，スマートフォンやタブレット等を用いて，利用者や家族の情報や提供したサービスの内容を共有する，見守りセンサーを設置して徘徊や転倒の予防に貢献するなどがあげられる。ICTを用いることで，遠隔であっても，それぞれの専門家が同じフォーマットを用いて相互に正確な情報をリアルタイムに伝達することが可能となる。しかし，ICTの活用を継続していくためには，コストやICTインフラを強化，整備することが課題となっている。

19　旅立ち

正雄さんは次第に食事ができなくなり，衰弱が進んでいきました。医師は訪問診療のたびに「入院したいですか」と尋ねますが，正雄さんは「ずっと家がいい」と答えます。ある朝，家族の声や音を聞きながら，正雄さんは静かに息を引き取りました。事前に状況を知らされていた医師と看護師が，呼吸が止まったという知らせを受けて訪問し，家族とともに死後の処置を行いました。

[関連トピック] 地域包括ケアシステム（「18 在宅ケア」p125）

19-1　高齢者の死

　超高齢社会の日本では，受療率を年齢階級別にみた場合65歳以上の受療率がもっとも高く（図1），要介護高齢者も増加している（図2）。要介護高齢者は，心身の機能の低下から低栄養状態に陥りやすく，多様な経過のもと最期を迎えるため，終末期の時間的予後予測は難しい。

　時間的な予後予測が難しく，慢性期に推移する高齢者の終末期の概念として，1990年代，カナダでエンドオブライフケア（End Of Life Care）という概念が推奨された。エンドオブライフケアは，緩和ケアと高齢者医療を統合する考え方を基盤にし，がんだけでなく非がん（慢性期疾患や老衰など）を含む，あらゆる疾患や症状をもつ人を対象としている。終末期でありながらも，その人の「Life」に着目し，高齢者が人生の最期まで最善の「生」をいき

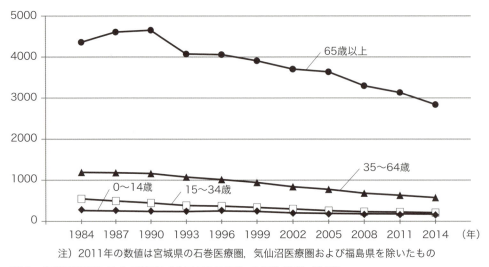

注）2011年の数値は宮城県の石巻医療圏，気仙沼医療圏および福島県を除いたもの

図1　年齢階級別にみた受療率（人口10万対）の年次推移（入院）
（厚生労働省．平成26年（2014）患者調査の概況より）

3章　超高齢社会

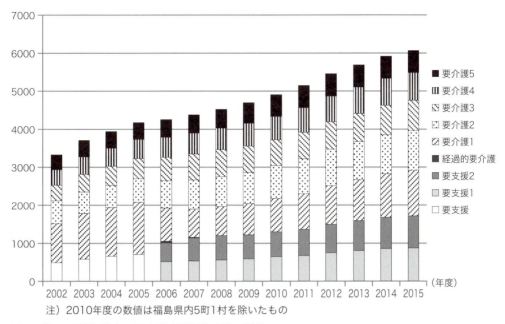

図2　第1号被保険者の要介護度別認定者数の推移
（厚生労働省．平成27年度介護保険事業状況報告（年報）より）

ることができるように支援することを目的としている。高齢者が，「Life」の意味する生活や人生，命をどのように考え，亡くなるその瞬間までどう生きたいのか，生きる意味や価値を見いだすためのプロセスを支えるケアが重要であり，本人にとっての「最善の医療およびケア」を実現することが老年医療に求められている。

19-2　意思決定支援

　高齢者の場合，病状の悪化や意識レベルの低下，認知機能の低下などにより，自身が治療方針の決定に関与できなくなることも少なくない。とくに医療現場では，急変または末期状態で心停止・呼吸停止した場合に，蘇生処置をしないという取り決めであるDNAR（do not attempt resuscitate）を家族に説明し，代理意思決定者として家族の同意を得るインフォームドコンセントが行われていることが多い。しかし，このような状況の判断には本人の意思を反映することが重要である。そのため，将来判断能力を失った際に，自らに行われる医療行為に対する意向を前もって示す事前指示（advance directives）として，医療行為に関する本人の指示を表明するリビングウィル（living will）や，本人自らが判断できなくなった場合の代理意思決定人を表明しておくことの必要性が指摘されている。しかし，これらは本人がいつ，どのような条件で考えていたのか，そのときの状況と今の状況とのあいだで決断にズレはないかなど，実際の活用・運用にあたっては課題も多い。また，高齢者の場合，重要な決定は家族や医師に任せたいとして，流動的な意見をとり自己表明しない選択をすることも

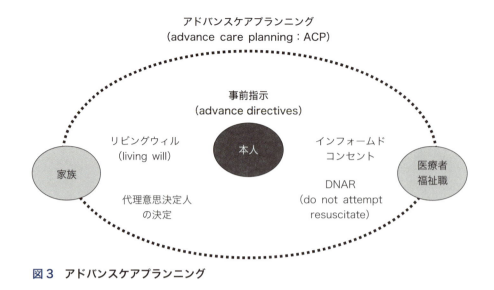

図3 アドバンスケアプランニング

少なくない。ここで重要となるのは，誰かの偏った判断ではなく，「本人にとって何が最善なのか」という視点である。本人の意思を含め，家族，医療・福祉ケアチームみなが話し合い，方針を決定するプロセスとしてアドバンスケアプランニング（advance care planning：ACP）（図3）があり，そうしたプロセスを経ることが重要である。医療ケアスタッフは，その人らしい人生をまっとうするための支援を行えるよう，本人の価値観や希望を推察するための倫理観や死生観，洞察力をもつことが求められる。

19-3　看取りへのケア

　終末期の高齢者の身体は，加齢変化に加え複数の慢性疾患を抱えていることから，典型的な身体徴候を見いだすことが難しい。加えて本人の自覚症状や訴えも乏しいことから，家族や介護者が感じる「いつもと違う」「なんとなく元気がない」「痩せてきた」などの日常生活上の変化を頼りに，終末期の状態を推察していかなければならないことが多い。キュア（cure）では生命が救えない状況であるとしても，死別するその瞬間まで，痛みや便秘，呼吸困難感，不安などの症状や苦しみにはケア（care）によって対処していくことが可能である。死に至る原因疾患は異なっていても，死の最終局面ではかなり共通したプロセスをたどることが多く，非がん疾患の場合もがん疾患と同様の苦痛を伴うことが少なくない。近年，終末期における苦痛のメカニズムに関する研究が進み，緩和医療およびケアの技術には大きな進歩が認められる。こうした最新の技術が，高齢者の終末期において広く適用されることが望まれる。

3章 超高齢社会

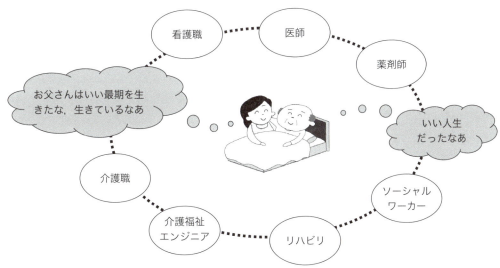

図4 その人にとって最善の「Life」を支えるケアチーム

19-4 看取り医療におけるチームケア

　高齢者が在宅で死を迎えることを希望した場合，高齢者とその家族を支えるためのマンパワーが必要である。とくに，医学的知識や看取り経験のない家族は，高齢者の心身の状況変化に大きな不安を抱える。医師だけでなく看護職，薬剤師，介護職，ソーシャルワーカー，リハビリテーション担当者，介護福祉エンジニアなどからなる，高齢者とその家族を支えるための医療ケアチームを作ることが重要である（**図4**）。医療者は，死が近づいてきたときの身体徴候や死亡に至るまでの対応方法を家族にわかりやすく説明し，看取りへの思いを受け止め，不安を取り除くことができるよう援助を提供することが必要である。その人のこれまでの人生はどうだったのか，これから望む生き方は何か，そのために何を大切にするのか，ケアやキュアの方向性など，現状を改善するための提案や具体的な目標を共通認識としてもち，専門職それぞれの立場からのアプローチを話し合う必要がある。

19-5 旅立ちの準備とグリーフケア

　家族と死別するということは，残される家族に喪失感をもたらし，精神的・身体的に大きな影響を与えるできごとである。とくに，終末期にあることを知ったときから，残される家族は喪失や心理的苦痛といった予期悲嘆を感じはじめる。これは，残される家族にとって，死別後に新たな人生を歩みださなければならない状況を受け入れるために必要な喪失のプロセスである。援助者は，グリーフ（悲嘆）ケアとしてそれぞれの家族の抱える心理面に焦点をあてた援助を行う必要がある。グリーフケアは，本人や家族が死を意識した時点（生前）から始めることができ，残された家族が死別後のグリーフワーク（喪の作業）を進めて

いけるよう意識して行うことが望ましい。亡くなっていく目の前の家族と大切な時間を過ごせるように，また死の瞬間のそのときまで充実した時間をともに過ごせるように援助することは，残された家族の心の支えに大きく影響する。

あとがき

　本書は，関西大学・大阪医科大学・大阪薬科大学 医工薬連環科学教育研究機構により行われている，「医工薬連環科学」の講義カリキュラムをもとにしたものです。本機構は平成21年9月に3大学を横断する形で設立され，以下の3点を目的に，教育課程の構築から地域社会への還元まで，さまざまな取り組みを行っています。

①工学，医学，薬学の3分野が強い連携のもとに，人間を中心に置いた，各分野の相互理解を助ける教育カリキュラムを連携して策定・実施すること

②治験コーディネーター，病院内情報処理など，医工薬が融合した知識が必要な医療・福祉分野で活躍する新たな人材を社会に送り出すこと

③高齢地域社会における世代間の相互理解ができるよう社会教育に資すること

　医工薬連環科学教育研究機構が目指す領域は，多くの学問分野が複雑に重なり合っていると同時に，「世代を超えた人の営み」を意識した人間理解を基礎としています。人が生まれ，成長し，年をとり，最期を迎えるという時間の経過とともに，その流れに沿って関わる社会の大きさと深さも変化していきます。また学びについても，身近なできごとへの興味から理科への関心が生まれ，物理・化学・生物と専門的に分化する一方，社会に出れば再び科学として大きく捉えられます。このような時間の経過や，学びの形，興味の対象などの変化も含めた，世代間で異なる事象を理解するときには，「縦の循環」という考え方が必要です。一方，医学・看護学・薬学・工学などの大きな区分は，学科・専攻・コースなどさらに専門的な，小さな学びの集団へと分かれていきます。そのような専門性の違いを横断して，互いに重なり合い補完しあう，ある科学的事象について多方面から考察するときには，「横の循環」という考え方が必要です。

　「人間理解」の上に立つ医工薬連環科学の教育は，人の一生を高い視点で見る素養を身につけることにつながり，幼年期から高齢期のいずれもが相互理解の上に互いを受け入れることのできる社会を構築する助けとなることでしょう。また，医工薬連環科学の教育活動の成果を社会へ還元することで，市民との交流の場を通じた地域交流活動を強化し，地域に生き，地域に育てられる循環型教育システムを築くことができると考えています。

関西大学・大阪医科大学・大阪薬科大学
医工薬連環科学教育研究機構
機構長　倉田　純一